Dr. Claudia Nichterl

einfach essen – leichter leben

bei Fruktose- und Laktoseunverträglichkeit

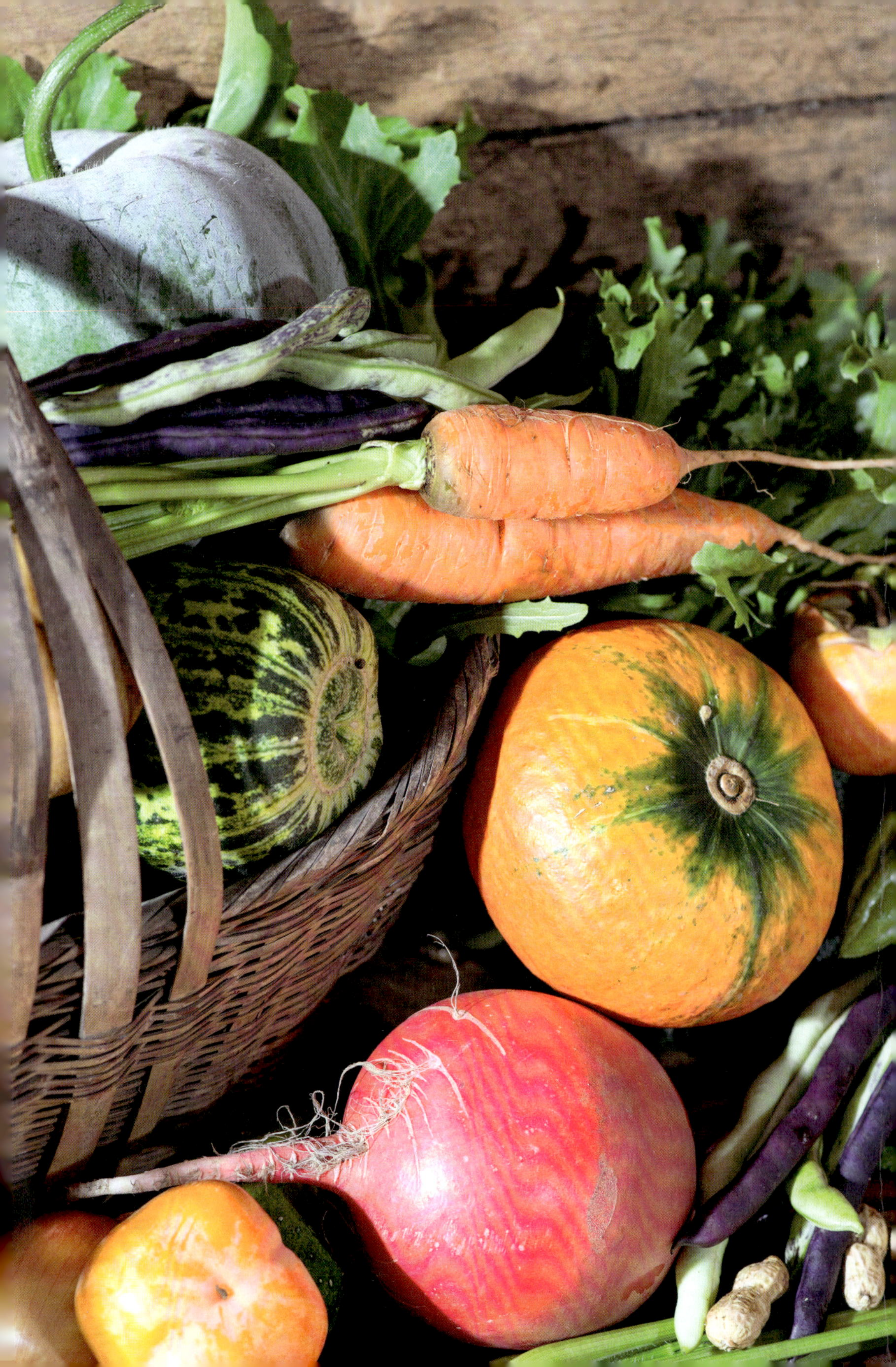

einfach essen

DR. CLAUDIA NICHTERL

leichter leben

BEI FRUKTOSE UND LAKTOSE UNVERTRÄGLICHKEIT

KNEIPP
VERLAG WIEN

Inhalt

6 Über dieses Buch
8 Allergie und Unverträglichkeit – was ist der Unterschied?
13 Laktoseintoleranz – das Wichtigste in Kürze
20 Laktosefreie Ernährung – so geht es wirklich!
28 Fruktoseintoleranz – das Wichtigste in Kürze
33 Fruktosefreie Ernährung – so geht es wirklich!
38 Vier-Wochen-Neustart-Programm für Ihren Darm

53 Vier-Wochen-Neustart für Ihren Darm – Das Ernährungsprogramm

59 Woche 1 und 2 – Regeneration für Ihren Darm

60 Reissuppe (Congee)
62 Reissuppe mit Zucchini
63 Hirse-Gemüsesuppe
64 Linsen-Gemüse-Congee
65 Hühnerkraftsuppe
66 Orientalische Eier – Shakshuka
69 Karfiolsuppe mit Polenta
70 Bunte Gemüsepfanne mit Quinoa
72 Chinakohl-Hirse-Rouladen
73 Spargel-Geschnetzeltes mit Kartoffelpuffer
74 Kartoffel-Gemüse-Gulasch mit Räuchertofu
75 Dinkel-Petersil-Nockerl mit Kürbissoße
76 Hirse-Kürbis-Bratlinge
78 Kürbisgemüse mit Huhn
79 Süßkartoffel-Gröstl mit Pute
80 Spargel-Risotto mit Huhn
82 Gebratene Gurke mit Fisch und Kartoffeln
83 Gemüsesuppe mit Fisch
84 Huhn mit Chinakohl-Maroni-Gemüse
85 Rindsfaschiertes mit Gemüse
86 Gemüsepfanne mit Rindfleisch
88 Lamm mit Polenta und Gemüse

89 Woche 3 und 4 – Langfristig beschwerdefrei und ausgewogen

90 Bananen-Sesam-Porridge
92 Reis-Congee mit Mandeln und Obst
93 Polenta mit Weintraubenkompott
95 Omelette mit Spinat
96 Heidelbeernockerl
97 Himbeerkuchen
98 Pudding mit Erdbeeren
99 Quinoa mit Nektarine
100 Hirse-Erdbeer-Müsli
101 Himbeerkompott mit Zitronenmelisse
102 Süßreis mit Beeren und Mandeln
103 Dattel-Nuss-Schmarren mit Couscous
104 Kaiserschmarren mit Beeren
107 Minestrone mit Bohnen
108 Reissuppe mit Huhn
109 Glasnudelsalat mit Schafskäse
110 Melanzani-Saltimbocca mit Polentawürfeln
111 Kartoffel-Kohlrabi-Gemüse mit Kürbiskernen
113 Kürbistaler
114 Gemüse-Laibchen auf Chinakohl
115 Amarant-Auflauf mit Gelben Rüben
116 Wok-Gemüse mit Glasnudeln
118 Linsen mit Gemüse
119 Getreide-Risotto
120 Fischcurry mit Reis
122 Hühnerfilet mit Dinkel-Spaghetti
123 Sesamhuhn mit Sellerie-Apfelpüree
124 Marillenknödel
126 Bananen-Walnuss-Brot

Über dieses Buch

Mehr als 20 Prozent der Bevölkerung im deutschsprachigen Raum leiden vermutlich an einer Unverträglichkeit gegen Laktose und/oder Fruktose. Bauchschmerzen, Übelkeit und Durchfall gehören zu den häufigsten Symptomen von Unverträglichkeiten.

Oft erfolgt eine Diagnose erst nach einem jahrelangen Leidensweg. Betroffene stehen meist allein da und sind völlig überfordert mit der neuen Situation.

Laktoseintoleranz ist weltweit gesehen eher der Normalzustand, etwa 75 Prozent der Bevölkerung sind davon betroffen. Im deutschsprachigen Raum ist es eine Ausnahme, dass im Erwachsenenalter Milch(produkte) gut vertragen werden und der regelmäßige Verzehr von diesen Bestandteil der allgemein gültigen Ernährungsempfehlungen ist. Deswegen führt die Laktoseintoleranz bei Betroffenen oft zu vielen Unsicherheiten: Wie funktioniert eine ausgewogene Ernährung ohne oder mit weniger Milchprodukten? Wie bekommt mein Körper ausreichend Kalzium? Sind laktosefreie Produkte eine sinnvolle Alternative?

Ähnlich verunsichert sind Betroffene bei Fruktoseunverträglichkeit. Fruchtzucker ist Bestandteil von Obst und Gemüse, also von sehr gesunden Lebensmitteln, die regelmäßig und in großen Mengen gegessen werden sollen. Nun stellt sich die Frage: Welche Obst- und Gemüsesorten sind verträglicher als andere? Wie können Mahlzeiten bei Fruktoseunverträglichkeit optimal zusammengestellt werden, um Beschwerden zu reduzieren? Diese und viele andere Fragen werden in diesem Ratgeber beantwortet.

Oft kommt es vor, dass Betroffene keinen Unterschied zwischen einer echten Allergie und einer Unverträglichkeit machen und alles in einen Topf werfen. Dabei sind die Unterschiede gravierend und die Behandlungsansätze unterschiedlich. Dieses Buch gibt einen kurzen Überblick über die fachlichen Hintergründe und erklärt auch die Zusammenhänge, die zwischen Immunsystem und Darmgesundheit bestehen. Meine jahrelange Tätigkeit als Ernährungsberaterin und Expertin für Traditionelle Chinesische Medizin (TCM) hat auch gezeigt, dass die Auswahl der Zutaten und die Art der Zubereitung einen großen Einfluss auf die individuelle Verträglichkeit haben. Sämtliche Tipps und Rezepte haben großen Praxisbezug und basieren auf den Grundlagen der TCM.

Individuell abgestimmte Ernährung und entsprechende Lebensstil-Maßnahmen leisten einen wertvollen Beitrag zur Verbesserung des Wohlbefindens. Dieser Ratgeber richtet sich an Betroffene mit Laktose- und/oder Fruktoseunverträglichkeit. Im theoretischen Teil werden die Grundlagen und Zusammenhänge übersichtlich dargestellt. Ein Schwerpunkt ist der ganzheitliche Blick auf die Beschwerden mit Einbeziehung von Darm- und Lebergesundheit, Immunsystem und Stressbewältigung. Der individuelle Blickwinkel nach TCM rundet das Therapiekonzept ab.

Im praktischen Teil bietet das Buch Rezepte für die ersten Wochen nach der Diagnose – die sogenannte Karenzphase. Es folgen Tipps und Rezepte für die Testphase und nachfolgend für die Dauerernährung. Einfache, gut in den Alltag integrierbare Rezepte versorgen Ihren Körper mit wichtigen Vitalstoffen. Die Rezepte sind leicht nachzukochen und schmecken der ganzen Familie. Neben den anschaulichen Erklärungen beinhaltet das Buch Lebensmitteltabellen, anhand derer eine dauerhaft erfolgreiche Umstellung Ihrer Ernährung möglich ist.

Allergie und Unverträglichkeit – was ist der Unterschied?

Spätestens seit der Einführung der Allergenkennzeichnung in der Gastronomie sind Allergien und Lebensmittelunverträglichkeiten ein Thema, das von der Öffentlichkeit wahrgenommen wird.

Bis heute gibt es allerdings Diskussionen darüber, ob das wirklich nötig sei: Nur wegen ein wenig Bauchweh beim Verzehr von Gluten oder Ähnlichem soll so viel Aufwand betrieben werden?

Unberücksichtigt bleibt hierbei jedoch eines: Allergien und Unverträglichkeiten sind, obwohl im Sprachgebrauch oft synonym verwendet, völlig verschieden. Zwar drehen sich beide um das Thema Ernährung, haben aber medizinisch betrachtet wenig miteinander zu tun. Im Folgenden erfahren Sie, wo tatsächlich die Unterschiede liegen und warum die Allergenkennzeichnung sinnvoll ist.

Allergie und Unverträglichkeit – die medizinische Sicht

Eine echte Allergie ist eine Überempfindlichkeitsreaktion, die durch das Immunsystem hervorgerufen wird. Diese zeigt sich durch den Verzehr des jeweiligen Lebensmittels, kann aber auch über die Atemwege, den Magen-Darm-Trakt oder über Hautkontakt hervorgerufen werden. Unsere Körperzellen bilden dabei Antikörper, die durch einen Bluttest nachweisbar sind.

Lebensmittelunverträglichkeiten wie Laktose- oder Fruktoseunverträglichkeit sind hingegen Überempfindlichkeitsreaktionen, die *nicht* durch das Immunsystem hervorgerufen werden. Die Ursachen sind verschieden: ein Mangel an Enzymen, ein überlasteter Darm, Stoffwechselerkrankungen oder Auswirkungen von pharmakologischen Stoffen oder Medikamenten (wie Antibiotika, Histamin oder Lebensmittelzusatzstoffe), die Überempfindlichkeitsreaktionen auslösen können. Genau genommen ist hier der Körper einfach nicht mehr in der Lage, gewisse Bestandteile der Nahrung zu verdauen.

Allergie oder Intoleranz – die Unterschiede für Betroffene

Was bedeutet das jetzt konkret für Betroffene? Sie möchten Beschwerden lindern, Details sind Ihnen aber vielleicht nicht so wichtig? Ich würde Ihnen trotzdem empfehlen, auf die Details zu achten und möchte das anhand eines Beispiels erklären – und zwar am Beispiel Milch:

Milchallergie versus Milchunverträglichkeit

Viele Menschen haben Probleme mit Milch und Milchprodukten. Die dabei verwendeten Begriffe Milchallergie und Milchunverträglichkeit (d.h. Laktoseintoleranz) werden häufig verwechselt oder gleichgesetzt. Der Unterschied ist aber gravierend und für die tägliche Ernährung entscheidend.

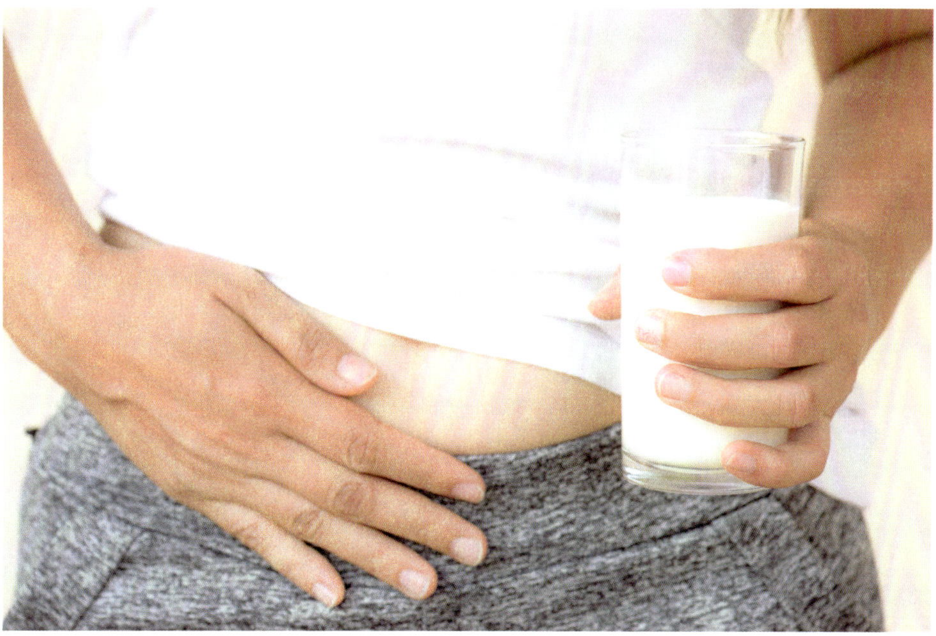

Was ist eine Milchallergie?

Eine echte Allergie gegen Milch, genau genommen gegen die Eiweißbestandteile in der Milch wie z. B. das Casein oder Albumin, ist bei Erwachsenen relativ selten. Bei Säuglingen und Kleinkindern zählt die Milchallergie allerdings zu den häufigsten Allergien. Verantwortlich für die allergische Reaktion sind die Proteine, die Eiweißbestandteile der Milch. Die Symptome treten sehr schnell nach dem Verzehr auf. Man spricht dabei auch von sogenannten Sofort-Typ-1-Allergien, das heißt, die Reaktionszeit äußert sich bereits nach wenigen Minuten. Neben Durchfall und Blähungen sind typische Symptome juckende Ekzeme, Nesselfieber, Asthma, Atypische Dermatitis und in schlimmen Fällen ein anaphylaktischer Schock, der zum Herzstillstand führen kann. Bleiben Allergien unbeachtet oder werden sie zu spät erkannt, können sie lebensbedrohlich werden und/oder sogar tödlich enden. Kleinste Mengen reichen aus, um eine allergische Reaktion hervorzurufen. Sie kennen sicher die Geschichten über Erdnussallergien oder Bienenstichen, in denen Menschen binnen Minuten ärztliche Hilfe brauchen oder mit einem Notfall-Set behandelt werden müssen.

Die gute Nachricht ist: Die Milchallergie verliert sich bei Kindern meist bis zum zehnten Lebensjahr. Wobei viele Kinder – trotz Milchallergie – verbackene bzw. verkochte Milch, also Milch in Teigen (wie z. B. Palatschinken oder Muffins) in geringen Mengen recht gut vertragen. Beschwerden treten häufig nur bei Milch als pures Getränk auf.

Bei Säuglingen und Kleinkindern zählt die **Milchallergie** zu den häufigsten Allergien.

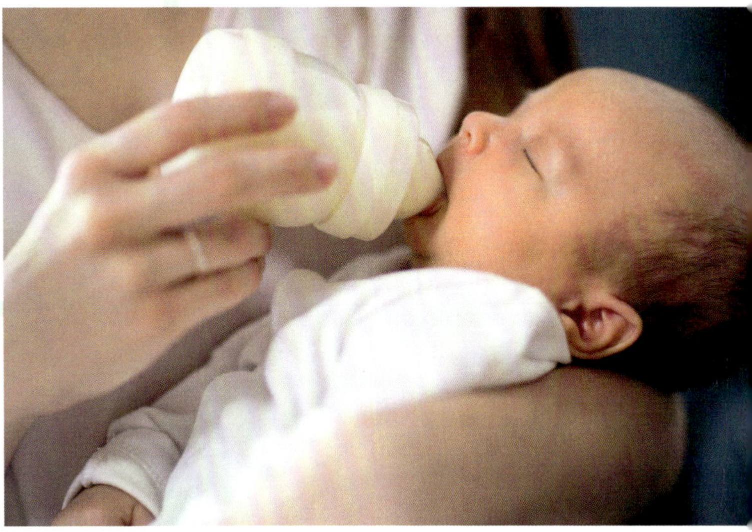

Ernährung bei Milchallergie

Bei einer Milchallergie sollte komplett auf Milch und Milchprodukte verzichtet werden. Bei Kindern wird aber empfohlen, die Allergie – in enger Zusammenarbeit mit dem Kinderarzt und/oder entsprechend ausgebildeten Diätologen/Ernährungsberatern – jährlich zu überprüfen, um unnötige Einschränkungen zu vermeiden und die ausgewogene Ernährung für Kinder sicherzustellen. Inzwischen gibt es eine Vielzahl an pflanzlichen Milch-, Sahne-, Joghurt- und Käsealternativen. Ganz wichtig: Laktosefreie Milchprodukte sind für Milchallergiker nicht geeignet.

Was ist eine Milchunverträglichkeit?

Bei einer Milchunverträglichkeit handelt es sich genau genommen um eine Laktoseunverträglichkeit. Laktose heißt übersetzt: Milchzucker. Während bei der Milchallergie die Proteine die Allergie auslösen, verursacht bei der Laktoseintoleranz der Milchzucker die Beschwerden. Im Magen-Darm-Trakt fehlt das Enzym Laktase oder wird zu wenig vom Körper produziert. In der Folge kann der Verdauungsapparat den in der Milch enthaltenen Milchzucker, die Laktose, nicht verarbeiten. Der Milchzucker bleibt unverdaut im Darm und regt die Bildung von Bakterien an. Ein unnatürliches Durstgefühl und Verdauungsprobleme wie Durchfall, Blähungen und Bauchschmerzen nach dem Verzehr von Milch und Milchprodukten sind typische Anzeichen für eine Laktoseintoleranz. Während sich bei Allergien (des Typs 1) bereits innerhalb weniger Minuten (bis maximal einer Stunde) Reaktionen auf die jeweiligen Lebensmittel einstellen, äußern sich bei Nahrungsunverträglichkeiten die Beschwerden erst nach sechs bis 48 Stunden (teilweise sogar 72 Stunden). Dementsprechend ist eine Diagnose bei Allergien schnell durchzuführen, bei Intoleranzen ist eine Selbstdiagnose schwieriger.

Ernährung bei Laktoseintoleranz

Der wichtige Unterschied zur Milchallergie ist, dass Menschen, die Laktose nicht vertragen, problemlos auf laktosefreie Milchprodukte zurückgreifen können. Auch werden viele Milchprodukte, wie beispielsweise Hartkäse, gut vertragen, da hier der Milchzucker bereits auf natürliche Weise abgebaut ist.

Fazit: Eine Nahrungsmittelunverträglichkeit ist zwar harmloser, deren Symptome sind aber ebenfalls sehr unangenehm. Neben Bauchschmerzen, Leistungsminderung, Gewichts- oder Hautproblemen gibt es auch Beschwerden, die nicht auf den ersten Blick mit einer Unverträglichkeit assoziiert werden.

Dazu gehören beispielsweise Migräne, Ekzeme, ADHS bei Kindern oder chronischer Schnupfen. All diese Symptome machen deutlich, dass das Leben jener, die unter einer Lebensmittelallergie leiden, sehr eingeschränkt wird. Von einer echten Allergie Betroffene müssen sehr sorgfältig auf die Auswahl der Nahrungsmittel achten. Gerichte aus Lebensmitteln, die allergische Reaktionen auslösen könnten, müssen gemieden werden. Die Allergenkennzeichnung der jeweiligen Lebensmittel sowie der Hinweis »Kann Spuren von … enthalten« erleichtern die Auswahl ungemein.

Betroffene, die unter Nahrungsmittelunverträglichkeit leiden, sollten sich ebenfalls mit ihrer eigenen Ernährung auseinandersetzen. Kleine Mengen des jeweiligen Lebensmittels können zwar verzehrt werden und führen auch bei übermäßigem Konsum nicht zu lebensbedrohlichen Situationen, daraus resultierende Beschwerden sind jedoch ebenfalls unangenehm und beeinträchtigen das Wohlbefinden.

Das Wissen um den Unterschied und über die Therapie von Unverträglichkeiten ist extrem hilfreich, um langfristig gut zurechtzukommen. So können Sie aktiv Beschwerden reduzieren oder gar ausschalten. Wie das geht, erfahren Sie auf den nächsten Seiten.

Was versteht man unter Intoleranz?

Eine Nahrungsmittelintoleranz oder Unverträglichkeit ist eine nicht-immunologische Reaktion des Körpers auf den Verzehr eines bestimmten Lebensmittelbestandteils. Sie wird auch als Pseudoallergie bezeichnet. Ein weit verbreitetes Synonym für Laktoseintoleranz ist der Begriff Laktoseallergie. Allerdings gilt Laktoseintoleranz nicht als Allergie oder Krankheit. Der entscheidende Unterschied zu einer echten Nahrungsmittelallergie liegt nämlich darin, dass sich die Unverträglichkeitsreaktionen fast nur innerhalb des Verdauungstrakts abspielen.

Laktoseintoleranz – das Wichtigste in Kürze

Genau genommen ist **Laktoseintoleranz** keine Krankheit. Erwachsene Menschen, die Milchzucker verdauen können, sind weltweit gesehen sogar die Ausnahme.

Neugeborene und Kleinkinder können Laktose normalerweise ohne Probleme verstoffwechseln. Das ist auch wichtig, denn die Muttermilch enthält Laktose, sogar mehr als Kuhmilch. Aber bereits nach den ersten Lebensmonaten nimmt die Menge des Enzyms im Magen-Darm-Trakt allmählich ab.

Dass etwa ein Drittel der Menschheit lebenslang Laktose verdauen kann, ist einer genetischen Mutation zu verdanken. Wissenschaftler nehmen an, dass diese Veränderung der DNA vor etwa 7.500 Jahren in Zentraleuropa entstand. Vermutlich war diese Mutation ein Überlebensvorteil, denn mit Beginn der Viehzucht war Milch in großen Mengen vorhanden und wurde zu einer wichtigen Nahrungsquelle. Menschen ohne Laktoseintoleranz sind Träger dieser Genveränderung.

Laktose (=Milchzucker) ist ein Disaccharid, ein sogenannter Zweifachzucker, der aus einem Molekül Glukose (=Traubenzucker) und einem Molekül Galaktose (=Schleimzucker) zusammengesetzt ist.

Wieso es zu einem Laktasemangel kommt

Beim **primären/natürlichen Laktasemangel** ist der Grund ein genetisch bedingter Rückgang der Laktaseproduktion mit zunehmendem Alter. So nimmt die gebildete Laktasemenge bei entsprechend veranlagten Menschen zwischen dem zweiten und

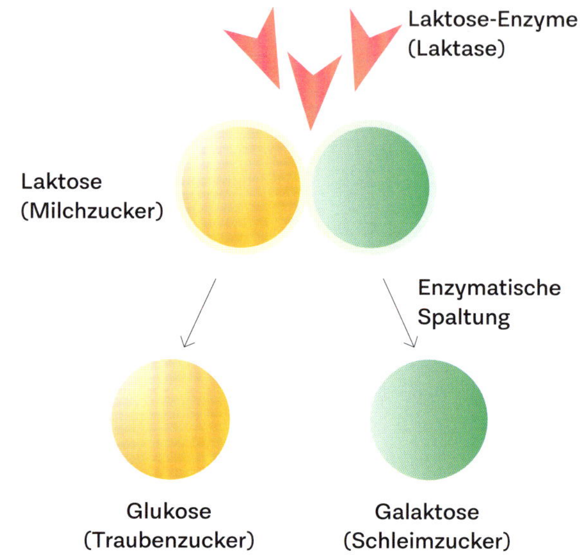

Laktase – ein wichtiges Enzym

Bei einem gesunden Menschen erfolgt die Verwertung bzw. der Abbau der Laktose im Dünndarm durch das körpereigene Enzym Laktase. Laktose wird in die Einfachzucker Glucose und Galaktose gespalten und im weiteren Verdauungstrakt dem Stoffwechsel zugeführt. Leidet man an Laktoseintoleranz, so ist das körpereigene Enzym Laktase nicht oder nur noch teilweise vorhanden. Daher gelangt Laktose (Milchzucker) mehr oder weniger unverdaut in den Dickdarm. Dort bauen Milchsäurebakterien die Laktose zu Milchsäure, Essigsäure und Darmgasen (Kohlendioxid, Wasserstoff, Methan) ab.

zwanzigsten Lebensjahr ab, meist treten die ersten Symptome im Jugendalter auf. Im deutschsprachigen Raum sind 20 bis 25 Prozent von diesem erworbenen Laktasemangel betroffen.

Anzumerken ist, dass die Enzymproduktion dabei übrigens nicht völlig ausfällt. Betroffene verfügen meist noch über eine kleine Grundmenge des Enzyms. In der Therapie herausfordernd ist, dass große individuelle Schwankungen auftreten und jeder Betroffene individuell seine verträgliche Menge herausfinden sollte.

Im Unterschied dazu tritt der **sekundäre Laktasemangel** als Begleiterscheinung von Darmerkrankungen und Darmoperationen auf. Die Produktion der Laktase wird hierbei nicht natürlicherweise, sondern durch eine Schädigung der Darmschleimhaut gedrosselt. Auch Autoimmunerkrankungen wie Morbus Crohn oder schwere Verläufe einer Magen-Darm-Grippe können Auslöser sein. Ebenso kann eine Glutenunverträglichkeit (Zöliakie) oder Glutensensitivität Auslöser einer sekundären Laktoseintoleranz sein, weil sich die Darmschleimhaut bei dieser Erkrankung entzündet und dadurch die Produktion des Enzyms Laktase beeinträchtigt wird. Positiv ist, dass diese Art der Laktoseintoleranz nach Behandlung der Krankheit wieder verschwinden kann. Meist geht die sekundäre Laktoseintoleranz wieder zurück, sobald sich die Schleimhautzellen im Darm erholt haben. In seltenen Fällen kann sie aber chronisch werden.

Als *angeborener Laktasemangel* wird ein Enzymdefekt bezeichnet, der allerdings sehr selten auftritt. Da die Milchzuckerunverträglichkeit allerdings schon im Säuglingsalter auftritt, kommt es zu erheblichen Problemen, die ärztlicher Betreuung bedürfen.

In einigen Fachzeitschriften wird derzeit eine Laktoseintoleranz durch *bakterielle Fehlbesiedelung des Dünndarms* diskutiert. Normalerweise sind Bakterien und andere Mikroorganismen hauptsächlich im Dickdarm zu finden. Das ist völlig normal und sogar sehr wichtig für die Verdauung. Unter Umständen kann es aber zu einer vermehrten Besiedlung des Dünndarms kommen, die problematisch ist.

Durch diese Fehlbesiedlung wird einerseits die Dünndarmschleimhaut – und damit die Laktaseproduktion – beeinträchtigt, andererseits beginnen die Bakterien im Dünndarm die Laktose bereits zu zersetzen, bevor sie von der Laktase gespalten werden kann. Die Forschungsergebnisse sind noch nicht eindeutig, aber Studien zeigen, dass in manchen Fällen eine Laktoseintoleranz verschwindet, sobald die Dünndarmfehlbesiedlung mit Antibiotika behandelt wird.

Wieso kommt es zu Beschwerden?

Bei einer Laktoseintoleranz gelangt die Laktose (=Milchzucker) fast unverdaut bis in den Dickdarm, wo er eigentlich nicht hingehört. Dort sorgen Bakterien für eine anaerobe Vergärung, wobei kurzkettige Fettsäuren sowie Kohlendioxid, Wasserstoff und Methan entstehen. Die Fettsäuren regen die Bewegung des Darms an, wodurch der Stuhldrang verstärkt und die Wahrscheinlichkeit für Durchfall erhöht wird. In der Dickdarmschleife sammeln sich die entstandenen Gase und führen dadurch zu einem aufgeblähten Bauch und/oder Übelkeit. Diese Gase entweichen dann durch Blähungen, oder sie gelangen über die Blutbahn zur Lunge, wo sie abgeatmet werden (Laktoseintoleranz-Atemtest). Bei empfindlichen Menschen kann dies zu Schwindelgefühl führen. Hinzu kommt, dass Milchzucker die Eigenschaft besitzt, Wasser zu binden. Im Inneren des Darms entsteht dadurch ein osmotischer Druck, welcher zum Einströmen von Wasser führt und so das Volumen der Dickdarmflüssigkeit in kurzer Zeit bis auf das Fünffache erhöht. Dieser Prozess übt zusätzlich einen abführenden Effekt aus und es kommt zu einem »osmotischen Durchfall«.

Symptome einer Laktoseintoleranz

Die Symptome einer Laktoseintoleranz können unterschiedlich sein und hängen auch von der Ausprägung (Stärke) der Unverträglichkeit ab. Viele Betroffene zeigen schon nach der Aufnahme von geringen Mengen Laktose (wenige Gramm) Symptome wie Durchfall, Bauchkrämpfe, Völlegefühl etc. Die Symptome und Beschwerden setzen meist wenige Stunden nach Verzehr von laktosehaltigen Lebensmitteln ein.

Laktoseintoleranz-Symptome	Andere Beschwerden
Bauchkrämpfe	Kopfschmerzen
Durchfall (breiiger Stuhl)	Schlafstörungen
Völlegefühl	Unruhe
Blähbauch	Müdigkeit
Blähungen	
Verstopfung	
Übelkeit	

Diagnosemethoden

Es gibt verschiedene Testverfahren, um eine Laktoseintoleranz festzustellen. Diagnosen, die nur anhand der Symptome erfolgen, sind oft nicht eindeutig. Außerdem äußern sich andere Nahrungsmittelunverträglichkeiten und etliche weitere Erkrankungen ähnlich. Deshalb wird Betroffenen empfohlen, einen endgültigen Nachweis durch einen Test zu erhalten.

H2-Atemtest (Standardmethode)

Die in den Dickdarm gelangte Laktose wird von der Mikroflora u.a. zu Wasserstoff abgebaut, der ins Blut übergeht, abgeatmet wird und gemessen werden kann. Dieses Verfahren wird in Allergie-Ambulatorien oder Arztpraxen, die darauf spezialisiert sind, angeboten. Sie können sich das ähnlich wie bei einem Alkoholtest bei Polizeikontrollen vorstellen, alle 30 Minuten wird in ein Röhrchen gepustet und die abgeatmete Luft gemessen.

- Die Testperson erhält dazu vorher eine bestimmte Laktosemenge verabreicht, meist 50 g auf 500 ml Wasser. Über zwei bis vier Stunden wird regelmäßig gemessen, und ein entsprechender Anstieg der Atemgase (Wasserstoff) zeigt an, ob eine Resorptionsstörung vorliegt.
- Die Werte dieser Messung werden in ppm angegeben, also parts per million (Teile pro Million oder auch mg/l). Der erste Wert, der vor dem Trinken der Messlösung gemessen wird, ist der Ausgangswert (Basalwert). Die folgenden Werte werden, wie auch die auftretenden Symptome, in einer Tabelle verzeichnet. Steigt einer der Werte (oder zwei aufeinanderfolgende Werte) über 20 ppm über den Basalwert, so ist der Test positiv. Nach zwei bis drei Stunden ist der Test normalerweise vorbei, es kann aber sein, dass der Test auf bis zu vier Stunden verlängert werden muss. Ist Ihr Testergebnis positiv, werden Sie bereits in der Testzeit Symptome im Magen-Darm-Trakt wahrnehmen.
- Alternativ dazu gibt es auch die Möglichkeit einer Dünndarmbiopsie, wo mittels Gewebeprobe die Laktaseaktivität direkt bestimmt wird.
- Seit einiger Zeit kann bei Verdacht auf Laktoseintoleranz auch ein Gentest (auf den LCT-Genotyp) durchgeführt werden. Dazu entnimmt der behandelnde Arzt dem Patienten eine Blutprobe oder einen Wangenschleimhautabstrich.

Ist der Atemtest sicher?

Die Aussagekraft dieser Atemtests ist leider nur begrenzt. Etwa zehn Prozent der Bevölkerung sind sogenannte Non-H2-Producer. Sie besitzen Bakterien, die den entstandenen Wasserstoff sofort verstoffwechseln. Dadurch gelangt er nicht in die Atemluft und kann somit nicht gemessen werden. Deshalb sollte zusätzlich zum Atemtest auch eine umfangreiche Anamnese erfolgen bzw. kann eine Diagnosestellung auch mithilfe der Symptomatik erfolgen. Treten regelmäßig starke Symptome auf, ist der Test trotz nicht ansteigender Wasserstoffwerte in der Atemluft ebenfalls positiv. Daher ist es so wichtig, die Symptome zu dokumentieren und gegebenenfalls dem Arzt sofort mitzuteilen. Eigentlich sollte man zusätzlich zum Wasserstoff auch Methan in der Atemluft messen, da man so die Non-Responder erkennen kann. Da diese Testgeräte aber kostspieliger sind, werden diese Tests in der Praxis sehr selten gemacht.

Eine weitere Möglichkeit beim Test auf Laktoseintoleranz ist die Messung des Blutzuckerspiegels. Liegt eine Intoleranz vor, wird der getestete Zucker nicht ins Blut aufgenommen, wodurch der Blutzuckerspiegel gleich bleibt. Liegt hingegen keine Unverträglichkeit vor, so steigt der Blutzuckerspiegel an. Auch das wird in der Praxis kaum durchgeführt, da es als nicht sehr genau und daher unsicher gilt. Die Methode der Blutzucker-Messung ist allerdings für Kinder, die noch nicht in ein Atemgerät pusten können, eine alternative Möglichkeit.

Ein sehr hoher Prozentsatz – laut Schätzungen **bis zu 70 Prozent** – der laktoseintoleranten Bevölkerung ist zusätzlich von einer Fruktoseintoleranz (Fruchtzucker-Malabsorption) betroffen.

Tipp aus der Praxis:

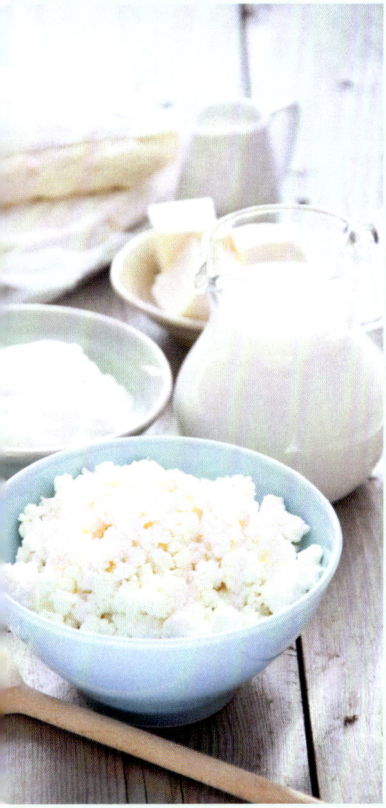

Inzwischen gibt es am Markt diverse Tests und Anbieter. Von Selbsttests, die über das Internet bestellt werden können, bis zu Gentests. Per Google-Suche findet man täglich mehr Diagnostikmöglichkeiten von Lebensmittelunverträglichkeiten in unterschiedlichen Preislagen. Allen Tests gemein ist eine gewisse Fehlerquote, und sie alle legen nur Augenmerk darauf, was nicht vertragen wird. Das Ergebnis ist ein »das darfst du nicht, das sollst du nicht«, ob im Ampelsystem rot markiert oder als Tabelle, was alles gemieden werden soll.

Jetzt stellt sich allerdings die Frage: Weiß man mit diesem Ergebnis, was man essen kann und wie man sich ernähren soll? Leider nein! Sehr häufig fehlen die entsprechende Beratung und praxistaugliche Alternativen.

Wenn Sie selber bereits vermuten, dass Ihnen Milchprodukte nicht guttun und diese Darmbeschwerden auslösen, dann ist die einfachste Möglichkeit, diese einmal für drei bis vier Tage wegzulassen. Wenn die Beschwerden dann besser sind, wissen Sie es. Wenn Sie noch einen Beweis brauchen und keine Angst vor diesem Test haben, dann trinken Sie am fünften Tag ein Glas Milch auf nüchternen Magen – mit Laktose. Bei einer Laktoseunverträglichkeit müssen Sie sich aber darauf einstellen, dass Sie starke Beschwerden bekommen könnten und Ihnen möglicherweise für einige Stunden übel sein wird. Diesen Selbstversuch sollten Sie deshalb nur an einem Tag machen, an dem Sie Zeit haben, die Symptome auszukurieren.

Zur Erinnerung: Wenn bereits das Weglassen von Milchprodukten zu einer deutlichen Verbesserung der Beschwerden führt, dann ist dieses Buch genau das Richtige für Sie. Mithilfe der Tipps und Rezepte haben Sie eine gute Möglichkeit, Ihren Verdauungsapparat zu unterstützen und langfristig mit einer laktosearmen Ernährung gut zurechtzukommen.

Laktosefreie Ernährung – so geht es wirklich!

Wurde die Diagnose gestellt, so sollten zwei bis vier Wochen lang Milch und Milchprodukte gemieden werden. Je nach individueller Toleranz kann danach der Speiseplan mit **laktosearmen Speisen** erweitert werden.

Erweitern ist ganz wichtig! Entgegen früherer Meinung bzw. Aussagen selbst ernannter Experten sollte nicht dauerhaft auf Laktose (=Milchzucker) verzichtet werden. Eine Unverträglichkeit ist eine Enzym-Schwäche, die temporär auftreten kann oder auch nur eine Überlastung des Darms widerspiegelt. Ein komplettes Weglassen führt dazu, dass der Körper die Produktion des Enzyms Laktase einstellt – ein individuell angepasster verträglicher Konsum hingegen »trainiert« den Körper und ermöglicht so langfristig ein abwechslungsreiches und genussvolleres Ess-Leben.

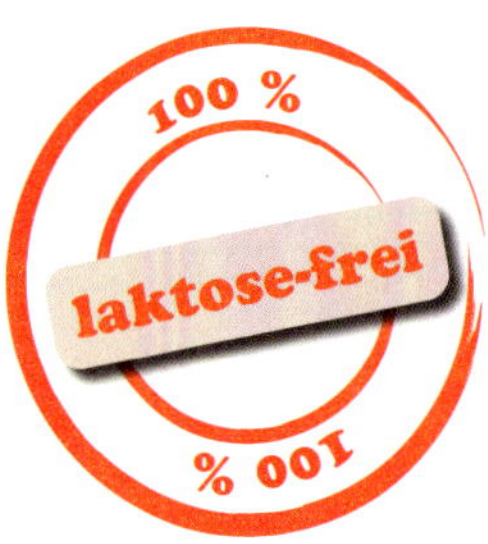

Laktosefreie Produkte – was ist davon zu halten? Wie wird laktosefreie Milch hergestellt?

Milch und Milchprodukte wie Joghurt, Topfen (Quark), Käse und Frischkäse enthalten Milchzucker (Laktose). Viele Molkereien bieten inzwischen laktosefreie Milchprodukte an. Was steckt dahinter? Als laktosefrei und damit gut verträglich gelten Produkte mit weniger als 0,1 Gramm Laktose pro 100 Gramm Nahrungsmittel. Um die Laktose zu entfernen, behandeln die Molkereien die Milch mit dem Enzym Laktase. Dieses Enzym spaltet den Milchzucker Laktose in Glucose und Galaktose. Da diese beiden Zuckerarten etwas süßer als Laktose sind, schmecken diese Produkte leicht süßlich. Durch anschließendes Erhitzen wird die Laktase deaktiviert und die Milch dabei pasteurisiert oder ultrahoch erhitzt. Aus der laktosefreien Milch werden – wie üblich –

weitere Milchprodukte wie Schlagobers (Sahne), Joghurt, Topfen (Quark), Mozzarella oder Frischkäse hergestellt.

Das Enzym Laktase wird aus Schimmelpilzen (Aspergillus) oder Hefen (Kluyveromyces) gewonnen. Es gilt die Frage zu klären, ob diese gentechnisch verändert sind. Die Hersteller von laktosefreien Milchprodukten versichern, dass die Laktase aus gentechnikfreier Produktion stammt. Laktosefreie Produkte gibt es auch in Bioqualität, vor allem in Naturkostgeschäften, den entsprechenden Bio-Produktlinien in Supermärkten und Reformhäusern. Aufgrund der steigenden Absatzmenge gibt es vermehrt Frischmilchprodukte neben der ultrahoch erhitzten H-Ware.

Es ist aber nicht unbedingt nötig, spezielle Butter und als laktosefrei angepriesene Schnitt- bzw. Hartkäse zu kaufen. Da Butter mit etwa 0,6 Gramm Laktose pro 100 Gramm relativ wenig Milchzucker enthält, wird sie von vielen Betroffenen problemlos vertragen. Bei Schnitt- und Hartkäse wie Gouda oder Bergkäse wird die Laktose bereits bei der üblichen Käsereifung abgebaut, sodass spezielle Produkte wenig Sinn machen. Bei laktosefreiem Käse garantieren allerdings die Hersteller, dass der Rest-Laktosegehalt unter 0,1 Gramm pro 100 Gramm liegt. Da Menschen mit Laktoseintoleranz unterschiedliche Mengen Laktose vertragen, gilt es, diverse Produkte auszuprobieren und zu testen, welche normalen Milchprodukte verträglich sind und wann die teureren, laktosefreien Produkte sinnvoll sind.

Wichtig ist auch die Tagesmenge: Wer generell viele laktosearme Milchprodukte über den Tag verteilt zu sich nimmt, ist empfindlicher als jemand, der vielleicht nur alle zwei oder drei Tage ein Stück Käse konsumiert.

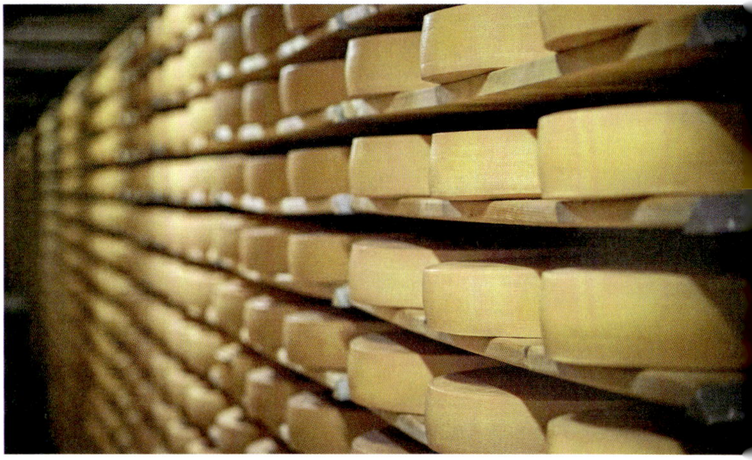

Tipp aus der Praxis

Die Zusammensetzung der einzelnen Mahlzeiten spielt eine wichtige Rolle für die Laktoseverträglichkeit. So kann zum Beispiel Laktose besser aufgenommen werden, wenn sie mit fettreichen Nahrungsmitteln kombiniert wird. Außerdem werden laktosehältige Nahrungsmittel besser vertragen, wenn man sie über den Tag verteilt zu sich nimmt.

Bei der Zubereitung von Milchspeisen, Suppen, Saucen oder Müsli kann man auf laktosefreie Milch »Minus L«, Sojamilch, Reis- oder Hafermilch zurückgreifen. Da in der Lebensmittelindustrie die Produkte, die natürlicherweise keine Milchbestandteile enthalten, häufig mit Laktose versetzt werden, sollte hier besonders auf die Zutatenliste geachtet werden. Bei gezielter Auswahl der Lebensmittel ist es kein Problem, eine ausreichende Kalziumzufuhr zu erzielen, da meist alle Hart-, Weich- und Schnittkäsesorten gegessen und laktosefreie Milch getrunken werden können.

Woher bekomme ich mein Kalzium, wenn ich Milchprodukte reduziere oder meide?

Eine häufige Frage von Betroffenen ist jene nach alternativen Kalziumquellen. Im allgemeinen Verständnis sind insbesondere Milchprodukte unsere Kalziumlieferanten. Werbung und entsprechende Gesundheitskampagnen machen uns glauben, dass wir nur mit Milch kräftige und gesunde Knochen bekommen. Ja, Milch liefert Kalzium, allerdings nicht alleine. Es gibt viele andere Lebensmittel, die ebenfalls kalziumreich sind. Hier eine kleine Auswahl für ausgewogene Mahlzeiten.

Kalziumreiche Lebensmittel:

- Gemüsesorten: Brokkoli, Fenchel, Kohl, Kohlrüben, Sellerie, Lauch etc.
- Obstsorten: Himbeeren, Brombeeren, Kiwi, Feigen, Orangen etc.
- Nüsse und Samen: Mohn, Sesam, Mandeln etc.
- Getreide: Amarant, Quinoa etc.
- Mineralwasser (> 150 mg/Liter): Alpquell, Römerquelle, Juvina, Preblauer, Long Life etc.

	Lebensmittel	Kalziumgehalt
100 g	Topfen (Quark)	90 mg
250 ml	Buttermilch	275 mg
50 g	Bergkäse	550 mg
100 g	Sojamehl	195 mg
100 g	Amarant	490 mg
2 EL	Mohn	296 mg
2 EL	Sesam	157 mg
100 g	Grünkohl	210 mg

Empfohlene Kalzium-Zufuhr für Erwachsene: 1.000 mg/Tag

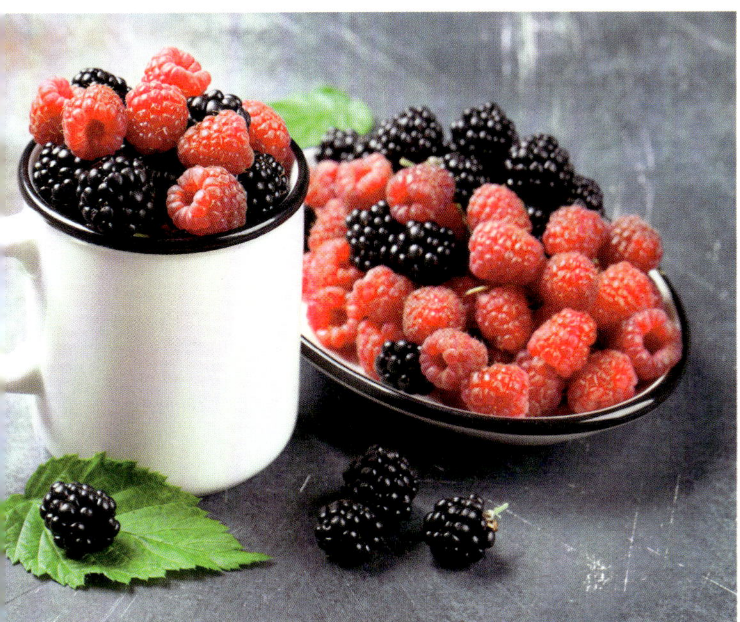

Bei Laktoseintoleranz – bitte zugreifen:

Laktosefrei

- Laktosefreie Lebensmittel
- Ei, Fleisch, Fisch, Geflügel
- Kartoffeln, Reis, Teigwaren, Polenta, sämtliche Getreidesorten, Brot und Gebäck (ohne Milch), Spätzle (selbst gemacht)
- Salate, Gemüse, Obst, Obst- und Gemüsesäfte
- Nüsse und Samen
- Hülsenfrüchte wie Linsen, Bohnen, Kichererbsen etc.
- Marmeladen, Honig, Zucker
- Sojaprodukte
- Als Ersatz zur herkömmlichen Milch: »Minus L«-Milch, Reismilch, Kokosmilch, Hafermilch, pflanzliches Milchpulver
- Pflanzenöle, milchfreie Margarinen
- Milchfreie Getränke wie Kaffee, Tee, Kakaopulver

Fast laktosefrei (unter 1 g Laktose/100 g)

Lebensmittel/100 g	Laktose
Butter	0,6 g
Ricottakäse	0,3 g
Schafskäse	0,5 g
Chesterkäse oder Cheddar	0,3 g
Mozzarella lt. Packung	0,5 – 1,5 g
Camembert (45 % Fett.i.Tr.)	0,1 g
Rahmbrie (50 % Fett.i.Tr.)	0,1 g
Parmesan	0,06 g
Emmentaler, Tilsiter, Edamer, Bergbaron, Pizzakäse, Appenzeller, Inntaler, Raclette, Bauernkäse, Gorgonzola, Jerome etc.	0–0,1 g
»Minus L«-Milch	0,1 g

Gut verträglich sind alle Hart- und Schnittkäsesorten und fast alle Weichkäsesorten, da ein Großteil des Milchzuckers bei der Produktion schon in der Molke zurückbleibt und die Laktose, die noch im Käse verbleibt, während des Reifungsprozesses abgebaut wird.

Mittlerer Laktosegehalt (1 – 4,5 g Laktose/100 g)

Lebensmittel/100 g	Laktose
Joghurt 3,5 % Fett	3,5–4,1 g
Fruchtjoghurt	3,1 g
Buttermilch	4,0 g
Sauermilch	4,0 g
Crème fraîche	2,4 g
Sauerrahm 15 % Fett	4,0 g
Frischkäse 50 % Fett i.Tr.	3,4 g
Topfen (Quark) 20 % Fett i.Tr.	2,7 g
Hüttenkäse	3,3 g
Gervais	2,6 g
Sahne mind. 30 % Fett	3,3 g
Kaffeesahne 10 % Fett	4,0 g

Diese Lebensmittel werden unterschiedlich gut vertragen. Dies hängt einerseits von der jeweiligen Laktoseintoleranz ab, andererseits von der verzehrten Menge sowie vom Reifegrad gesäuerter Milchprodukte.

Höherer bzw. hoher Laktosegehalt (über 4,5 g Laktose/100 g)

Lebensmittel/100 g	Laktose
Molkenpulver	70,0 g
Magermilchpulver	50,5 g
Vollmilchpulver	35,1 g
Milchschokolade	9,5 g
Kondensmilch 7,5 % Fett	9,3 g
Kondensmilch 10 % Fett	12,1 g
Eiscreme (im Durchschnitt)	6,7 g
Vollmilch 3,5 % Fett	4,6 g
Magermilch	4,8 g
Molke/Lattella	4,0–5,0 g
Schafmilch	4,6 g
Ziegenmilch	4,2 g
Stutenmilch	6–7,2 g
Joghurt fettarm	5,2 g

Quelle: Eisenberger A.M.: Ernährungstherapie bei Lactoseintoleranz und Fruktoseintoleranz. In: Nutrition News, März/April 2004

Richtig einkaufen

Laktose ist leider in vielen Produkten enthalten, wo man sie nicht vermuten würde: u.a. in Brot und Gebäck, Wurstwaren, Gewürzmischungen, Teigen, Instant- und Fertigprodukten, Eis, Schokolade, Müsliriegeln. Beim Einkauf von Fertig- bzw. verarbeiteten Produkten ist das Lesen der Zutatenliste zu empfehlen!

In folgenden Lebensmitteln und Inhaltsstoffen kann sich Laktose verstecken: Milch, Milchpulver, Molke, Molkenpulver, Magermilchpulver, Vollmilchpulver, Laktose, Lactose, Lactosemonohydrat, Süßmolke, Süßmolkenpulver, Sauermolke, Sauermolkenpulver, Vollmilch(-pulver), Magermilch(-pulver), entrahmte Milch, Molkenerzeugnisse, Sahnepulver, süße Sahne, saure Sahne, Butter, Schokolade. Auch unter dem Begriff »Schokoladenzubereitung« kann sich Laktose verbergen.

Milchsäure (E270) oder deren Salze (Laktate: E325 bis E327) sind laktosefrei!

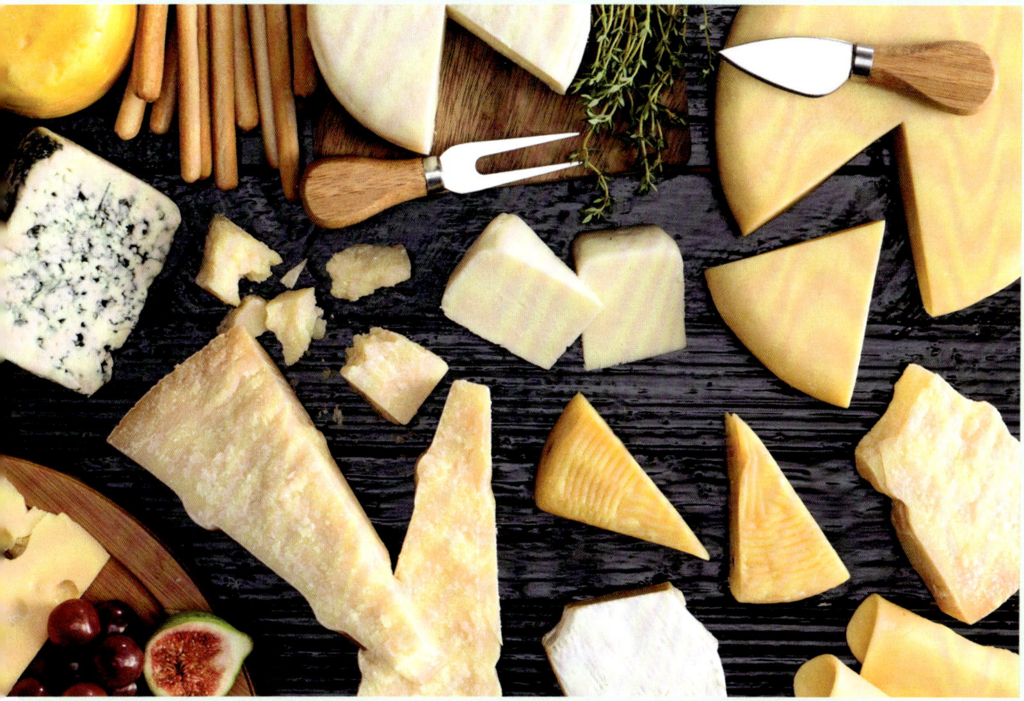

Fruktoseintoleranz – das Wichtigste in Kürze

Fünf Mal Obst und Gemüse am Tag – das ist eine wichtige Empfehlung von Gesundheitsexperten und Ernährungsfachkräften. Aber was ist, wenn genau diese gesunden Zutaten ziemlich unangenehme Beschwerden mit sich bringen?

Fruktose ist Fruchtzucker, der in Obst und Gemüse von Natur aus enthalten ist und in Lebensmitteln zum Süßen zugesetzt wird. Fruchtzucker ist ein Einfachzucker (Monosaccharid) und zählt zu den Kohlenhydraten.

Der Übeltäter dabei ist der enthaltende Fruchtzucker. Auch wenn es Fruchtzucker heißt, finden wir ihn auch im Gemüse.

Die Beschwerden werden fachlich mit Fruktosemalabsorption (= Fruchtzuckerunverträglichkeit) beschrieben. Ähnlich wie bei der Laktoseintoleranz liegt die Ursache im Darm. Der Fruchtzucker (Fruktose) wird unzureichend aufgenommen und gelangt so in den Dickdarm. Dort wird Fruktose von Bakterien abgebaut, wobei Stoffwechselprodukte anfallen, die teilweise zu sehr heftigen Beschwerden führen.

Wichtiger Hinweis: Die Aufnahme von Fruktose und Zuckeraustauschstoffen (Diabetikerzucker, Xylit, Sorbit) findet auch bei intakter Dünndarmfunktion, also bei gesunden Menschen, nur in einem begrenzten Ausmaß statt und ist häufig die Ursache für Magen-Darm-Beschwerden.

In der Praxis unterscheiden wir zwei Typen der Fruktoseunverträglichkeiten:

- **Hereditäre (angeborene) Fruktoseintoleranz:**
  Bei dieser Form fehlen den Betroffenen die Enzyme, die für den Fruktoseabbau benötigt werden. Diese angeborene Stoffwechselerkrankung hat Leber- und Nierenschäden zur Folge, ist allerdings sehr selten und wird ärztlich und mit einer Spezialdiät behandelt. Zur Veranschaulichung ein Vergleich: Wenn von

130.000 Einwohnern ungefähr 2.000 an einer Fruktoseintoleranz leiden, liegt durchschnittlich bei einem davon eine hereditäre Fruktoseintoleranz vor.

- **Intestinale (milde) Fruktosemalabsorption:**
  Sie ist die häufigste Variante und entsteht im Dünndarm, wo eine Störung des Transportsystems »GLUT-5« vorliegt. Beim gesunden Menschen schleust dieses Transportsystem den Fruchtzucker in die Dünndarmzellen und damit in die Blutbahn. Wird der Fruchtzucker, der durch die Nahrung aufgenommen wird, nur teilweise oder gar nicht verwertet, so gelangt er bis in den Dickdarm, wo es zu verschiedenen Folgeerscheinungen kommen kann.

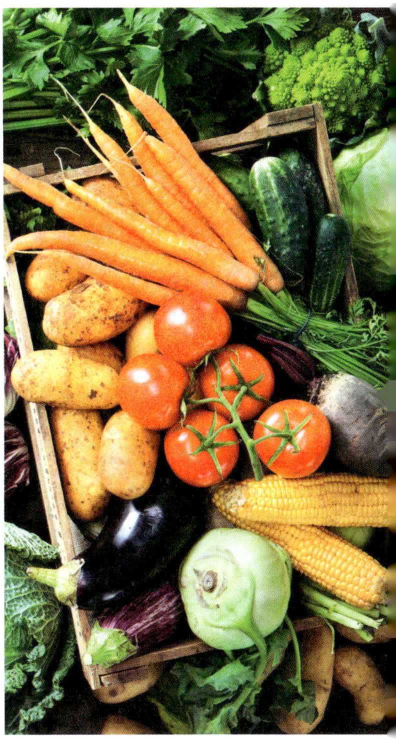

Was passiert im Darm? Zu welchen Beschwerden und Folgeerscheinungen kann es kommen?

Zucker werden nach dem Verzehr im Magen-Darm-Trakt gespalten und dann als Einzelzucker im Dünndarm in das Blut aufgenommen. Dafür stehen verschiedene Glukosetransporter (GLUT) zur Verfügung, die nach dem Zeitpunkt ihrer Entdeckung durchnummeriert wurden. Fruktose wird bevorzugt über den Glukosetransporter Nummer fünf (GLUT 5) aufgenommen. Bei Fruktosemalabsorption ist dieser GLUT-5-Transporter defekt und dadurch die Aufnahme von Fruchtzucker eingeschränkt.

Fruchtzucker gelangt also mehr oder weniger unverdaut bis in den Dickdarm, wo er eigentlich nicht hingehört. Dort wird Fruktose von Bakterien zu kurzkettigen Fettsäuren, Wasserstoff und Kohlendioxid gespalten. Die Fettsäuren regen die Bewegung des Darms an, wodurch der Stuhldrang verstärkt und die Wahrscheinlichkeit für Durchfall erhöht wird. Außerdem erhöhen sie den osmotischen Druck, ziehen also Wasser an, was ebenfalls zu Durchfall führen kann. In der Dickdarmschleife sammeln sich die entstandenen Gase und führen dadurch zu einem aufgeblähten Bauch und/oder Übelkeit. Diese Gase entweichen dann durch Blähungen, oder sie gelangen über die Blutbahn zur Lunge, wo sie abgeatmet werden. Bei empfindlichen Menschen kann dies auch zu Schwindelgefühl führen.

Unverdaute Fruktose kann also massive Blähungen, Bauchkrämpfe oder Durchfall verursachen und Leber und Gehirn belasten.

Fruchtzucker – auf die Menge kommt es an

Auch bei Menschen ohne Fruktoseintoleranz ist die Aufnahmekapazität von Fruchtzucker im Dünndarm begrenzt. Normalerweise können 35 bis 50 Gramm ohne Probleme gegessen werden. Durch die stark gestiegenen Mengen an Fruchtzucker in industriell hergestellten Produkten kann es auch bei grundsätzlich gesunden Menschen rasch zu einer Überforderung des Magen-Darm-Trakts kommen. So treten z. B. nach dem Genuss von Fruchtsäften ähnliche Symptome wie bei Fruktoseintoleranz auf.

Von einer Fruktosemalabsorption spricht man, wenn weniger als 25 Gramm Fruktose aufgenommen werden können. Betroffene leiden also schon beim Verzehr kleiner Fruchtzuckermengen an den entsprechenden Folgen.

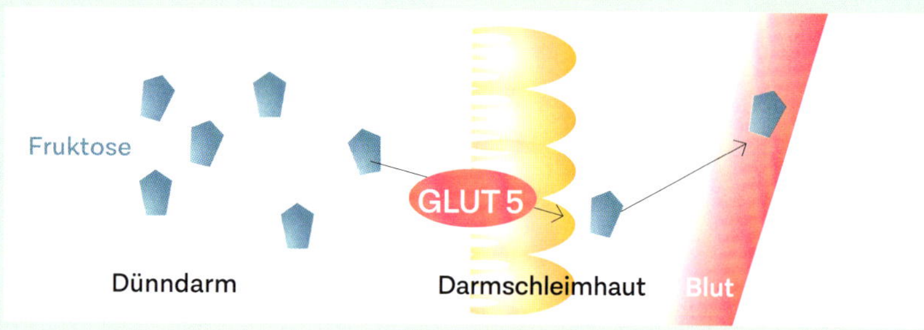

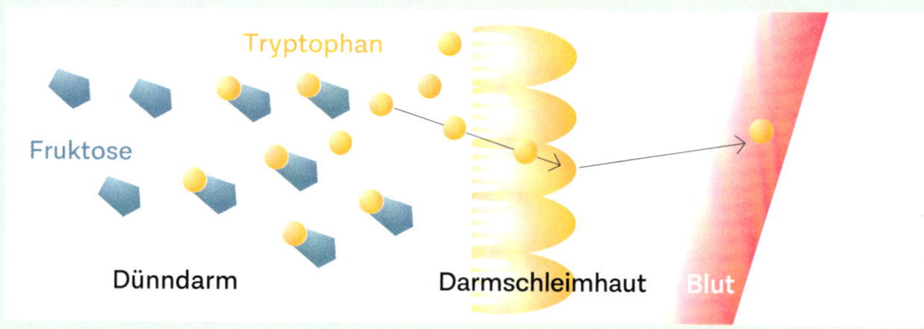

Zusätzlich hat man festgestellt, dass der Folsäuregehalt bei Patienten mit Fruktoseintoleranz niedriger ist als bei Personen ohne diese Intoleranz. Direkte Folgen eines Folsäuremangels sind eine verstärkte Depressionsneigung, Reizbarkeit sowie Konzentrationsschwäche.

Erhöhte Depressionsneigung durch Fruktosemalabsorption?

Wie beim Reizdarmsyndrom beobachtet man auch bei Menschen, die von Fruktosemalabsorption betroffen sind, häufig psychische Veränderungen. Die wissenschaftliche Bewertung ist noch nicht vollständig geklärt, aber Studien zeigen, dass bei Fruktosemalabsorption eine signifikant höhere Auffälligkeit von depressiven Verstimmungen zu beobachten ist als im Vergleich zu Personen mit normaler Fruktoseresorptionskapazität. Der Zusammenhang liegt vermutlich darin, dass Fruktose mit der Aminosäure Tryptophan unlösliche Komplexe bildet, die der Körper nicht weiterverarbeiten kann. Der Körper benötigt aber Tryptophan zur Produktion des »Glückshormons« Serotonin, welches dadurch nicht mehr in ausreichender Menge erzeugt werden kann. Die unzureichende Tryptophanversorgung führt somit zu einer verminderten Synthese von Serotonin und dadurch zu Depressionssymptomatiken und dem Symptom »Süßhunger«. In Studien wurde gezeigt, dass eine fruktosereduzierte Diät frühe Anzeichen von Depressionen bessern kann.

Werden durch Fruktosemalabsorption weitere Unverträglichkeiten/Allergien begünstigt?

Eine wichtige Rolle beim Thema Allergien kommt dem Histamin zu. Histamin ist eine natürliche Substanz, welche im menschlichen, aber auch tierischen und pflanzlichen Gewebe vorkommt, sie wirkt als Gewebshormon und Neurotransmitter. Beim Menschen spielt Histamin eine zentrale Rolle bei allergischen Reaktionen und ist am Immunsystem, also an der Abwehr körperfremder Stoffe, beteiligt. So dient es als Botenstoff bei Entzündungsreaktionen und bewirkt eine Anschwellung des Gewebes. Auch im Magen-Darm-Trakt wirkt Histamin als wichtiger Regulator. Biochemisch ist Histamin ein biogenes Amin. Werden Aminosäuren (Eiweiße), also z. B. Fleisch, Fisch oder Milch durch Bakterien abgebaut, so entsteht unter anderem Histamin. Histamin wird normalerweise durch das körpereigene Enzym »Diamino-Oxidase« (DAO) abgebaut. Durch eine bakterielle Fehlbesiedelung, welche durch Fruktose- und Laktoseintoleranz gefördert werden, entstehen Histamin und andere biogene Amine chronisch. Die DAO-Produktion kann dann nicht mehr mithalten und ist chronisch überlastet. Das führt dazu, dass das Histamin nur noch langsam abgebaut werden kann und sich dadurch die allergischen Symptome verschlechtern.

Fazit: Intoleranzen sind ein komplexes Zusammenspiel im Magen-Darm-Trakt. Mit naturbelassener Ernährung, die möglichst wenige Reizstoffe und den Darm irritierende Substanzen enthält, ist ein beschwerdefreies Leben möglich. Wie das geht, erfahren Sie im Praxis- und Rezeptteil.

Diagnosemethoden

Ansprechpartner bei Verdacht auf eine Fruktoseintoleranz ist der Hausarzt oder ein Facharzt für Innere Medizin, der auf Erkrankungen des Verdauungstraktes spezialisiert ist (Gastroenterologe) oder eine entsprechend ausgebildete Diätologin bzw. Ernährungsberaterin. Zu einer Untersuchung gehört auch eine ausführliche Anamnese, wo zum Beispiel folgende Fragen gestellt werden:

- Haben Sie oft Blähungen, Bauchschmerzen oder Völlegefühl?
- Gibt es unregelmäßig Stuhlveränderungen wie Durchfall oder Verstopfung?
- Haben Sie einen Zusammenhang mit bestimmten Lebensmitteln entdeckt?
- Bessern sich die Symptome, wenn Sie auf diese Lebensmittel verzichten?
- Liegt bei einem Familienmitglied eine Fruktoseintoleranz vor?
- Haben Sie weitere Unverträglichkeiten oder Allergien, z. B. Laktoseintoleranz?

Besteht der Verdacht, wird in der Regel ein Atemtest durchgeführt. Für ein aussagekräftiges Ergebnis sollten Sie nüchtern sein.

H_2-Atemtest (Standardmethode):

Die in den Dickdarm gelangte Fruktose wird von der Mikroflora u.a. zu Wasserstoff abgebaut, der ins Blut übergeht, abgeatmet wird und gemessen werden kann. Dieses Verfahren wird in Allergie-Ambulatorien oder Arztpraxen, die darauf spezialisiert sind, angeboten. Sie können sich das ebenfalls wieder so ähnlich wie bei einem Alkoholtest bei einer Polizeikontrolle vorstellen: Alle 30 Minuten wird in ein Röhrchen gepustet und die abgeatmete Luft gemessen.

Die Testperson erhält dazu vorher eine bestimmte Fruktosemenge verabreicht. Bei der Durchführung werden 25 g Fruktose in 250 ml Wasser (Kinder 1g/kg Körpergewicht) gelöst. Vorher und in 20-minütigen Abständen wird über drei Stunden die H_2-Konzentration in der Atemluft gemessen.

Fruktosefreie Ernährung – so geht es wirklich!

Ist der Befund positiv, so hilft zu Beginn nur eine radikale **Ernährungsumstellung**. Das bedeutet, dass für zwei Wochen Fruktose vollständig gemieden werden sollte.

Wird die Diät eingehalten, so verschwinden bei den meisten Betroffenen die Beschwerden komplett oder verringern sich zumindest sehr stark. Durch eine langfristige oder lebenslange Fruktosekarenz sinkt allerdings auch die Bildung des GLUT-5-Transporters weiter und ist deshalb nicht zu empfehlen.

Sobald sich die Beschwerden gebessert haben, wird eine fruktosemodifizierte Ernährung empfohlen, wodurch nach und nach die Verträglichkeit von Fruktose gesteigert wird. Dabei wird durch eine veränderte Zusammenstellung der Mahlzeiten sowie durch Anhebung der Fett- und Proteinmenge eine verbesserte Aufnahme der Fruktose im Dünndarm erreicht. Fruktosefreie Empfehlungen, die sich am Fruktosegehalt der Nahrung orientieren, sind nicht zielführend!

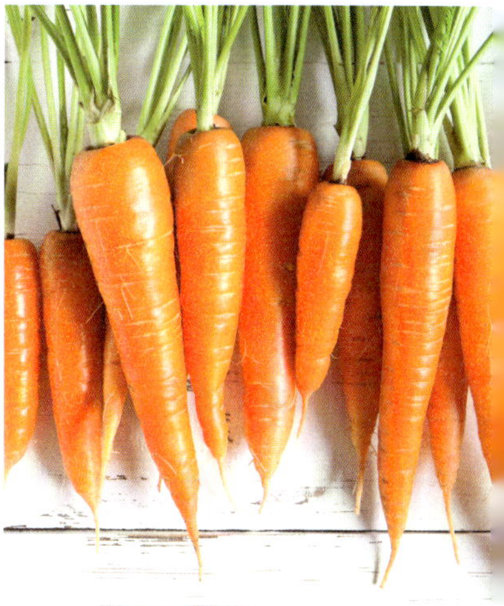

Wie schaut nun eine (strikte) Diät aus?

Gönnen Sie Ihrem Magen-Darm-Trakt Erholung mit zwei Wochen fruktosearmer Kost. Ebenso wichtig ist ein völliger Verzicht auf Zuckeralkohole wie Süßstoffe oder Zuckerersatzstoffe wie Sorbit, Mannit, Xylit (=Birkenzucker). Diese nutzen – wie die Fruktose – ebenfalls den GLUT-5-Transporter, machen ihr so Konkurrenz, und die Beschwerden werden verstärkt.

In der Praxis bedeutet das: kein Obst, Verzicht auf manche Gemüsesorten (Kohl-, Lauch- und Krautgemüse).

Gegessen werden dürfen: Fisch, Fleisch, Geflügel, Reis, Kartoffeln, Polenta sowie gekochte Gemüsesorten wie Karotten, Zucchini, Tomaten, Mangold, Brokkoli etc.

Ihr GLUT-5-Transportsystem ist überlastet? – Gönnen Sie ihm Erholung! Ab der dritten Woche ist das Ziel, Ihre individuelle Toleranzschwelle herauszufinden. Außerdem ist es hilfreich, mit cleveren Kombinationen zu arbeiten. Dabei haben sich folgende Strategien als sehr praktikabel erwiesen:

Unterstützen Sie die Resorption von Fruktose durch die gleichzeitige Aufnahme von Glukose (Traubenzucker). Fruktose ist einerseits als Einzelzucker in Früchten, aber auch gemeinsam mit Traubenzucker (Glukose) in gewöhnlichem Haushaltszucker (Saccharose) vorhanden. Dieser Zweifachzucker wird zunächst in Frucht- und Traubenzucker gespalten und dann durch die Zuckertransporter im Darm aufgenommen. Dabei stimuliert Traubenzucker den Glukosetransporter GLUT 5, sodass auch Fruchtzucker besser aufgenommen werden kann. Aus diesem Grund wird Haushaltszucker, obwohl darin Fruchtzucker enthalten ist, auch bei einer Fruchtzuckerunverträglichkeit meistens gut vertragen.

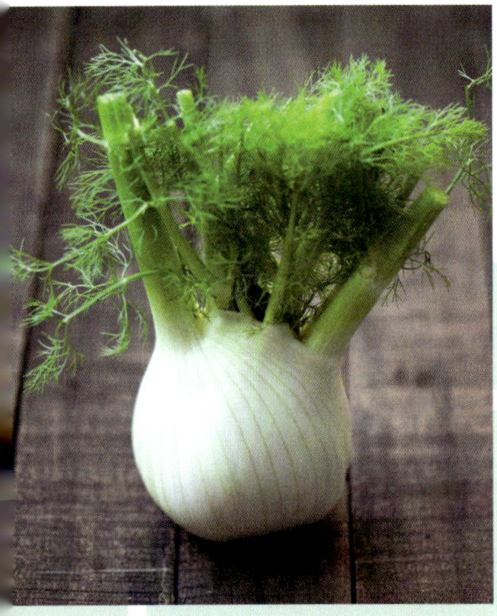

⟶ Download Bonusmaterial

Für die individuelle Verträglichkeit eines Nahrungsmittels sind verschiedene Faktoren wie Reifegrad, Lagerung, Verzehrmenge, Sorte etc. ausschlaggebend. Einen Richtwert geben Tabellen mit Angaben zum Fruchtzuckergehalt in den einzelnen Lebensmitteln. Die Werte in diesen Tabellen sind aus Mittelwerten berechnet. Da es bei den meisten Produkten zu natürlichen Schwankungen kommen kann, sind diese Werte nur als Faustregel zu sehen.

Aussagekräftiger sind Tabellen, in denen das Verhältnis Glukose/Fruktose angegeben ist. Ist der Wert 1,0 oder größer, ist meist eine sehr gute Verträglichkeit gegeben. Diese Obst- und Gemüsesorten bereichern die Auswahl und unterstützen langfristig eine ausgewogene Ernährung. Tabelle als Bonusmaterial downloadbar unter: **www.einfach-essen.com/bonus**

Für die Praxis bedeutet das: Obst ist für viele Menschen gekocht besser verträglich als roh. Probieren Sie Zubereitungen wie Apfelkompott, Marillen- oder Zwetschkenröster und bereiten Sie das Kompott mit 1–2 Löffel Traubenzucker zu. Der Traubenzucker (Glukose) stimuliert den GLUT-5-Transporter bzw. verdünnt den Fruchtzucker. Wenn Sie Backwaren zubereiten, nehmen Sie bitte den ganz normalen Haushaltszucker und verzichten Sie auf Zuckeraustauschstoffe wie Xylit (Birkenzucker).

Sehr hilfreich ist es, einzelne Mahlzeiten gekonnt zu kombinieren. Mahlzeiten mit Fruchtzucker sollten immer in Kombination mit Fett und Eiweiß erfolgen. Mehr Fett und Eiweiß in der Mahlzeit verzögern die Verdauung von Fruchtzucker. So gelangen immer nur kleine Mengen Fruchtzucker in den Dickdarm, und ein reduzierter GLUT-5-Transporter kommt besser damit zurecht. Beispiele dafür sind ausgewogene Mahlzeiten mit Gemüse, Fisch, Fleisch oder anderen Proteinquellen, bekömmliche Beilagen wie Kartoffeln oder Reis und als Nachtisch Obst oder andere Fruchtzubereitungen. Obst als Nachtisch ist wesentlich besser verträglich als Obst als Zwischenmahlzeit.

Fazit: Es wäre falsch, völlig auf Fruktose zu verzichten. Eine fruktosefreie Kost würde zwar anfänglich die Symptome der Fruktoseintoleranz verbessern. Bei längerer Fruchtzuckerabstinenz vermindert sich allerdings die Zahl der Zuckertransporter im Darm. Kleine Fruchtzuckermengen, die anfangs noch gut vertragen wurden, können dann schon Symptome verursachen. Anfänglich sollten also die fruktosehaltigen Lebensmittel lediglich reduziert werden. Nach einem bestimmten Diätplan kann die Fruchtzuckermenge später kontinuierlich gesteigert werden. Dabei kommt es in einigen Fällen sogar zum vollständigen Verschwinden der Fruktoseintoleranz.

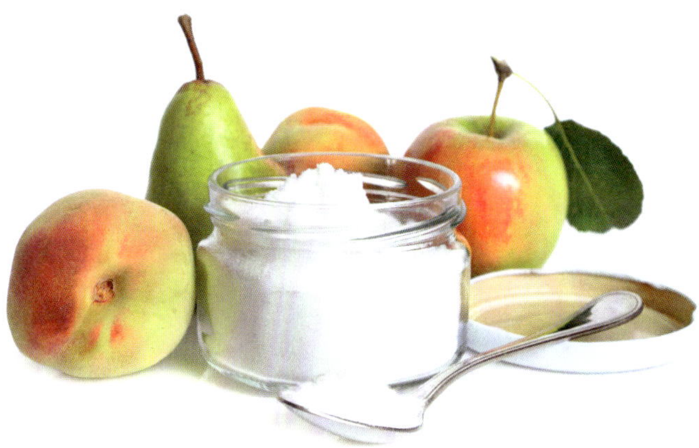

Folgende Lebensmittel stehen für die fruktoseangepasste Langzeiternährung zur Verfügung:

	Gut verträglich	**Schlecht verträglich (individuelle Toleranz)**
Getränke	Wasser, Mineralwasser, Früchte- und Kräutertees, stark verdünnte und mit Traubenzucker gesüßte Fruchtsäfte, stark verdünnte Dicksäfte, Kaffee	Fruchtsäfte pur, Light- und Diätgetränke (mit Sorbit und Fruktose, siehe Etikette), Grüntee (Tetra Pack), Diabetikersäfte, Sportgetränke mit Fruchtzucker, Liköre, Malzbier, Wein, Sekt (in größeren Mengen)
Getreide/ Beilagen, Cerealien	Kartoffeln, Mais, Reis, Hirse, Hafer, Roggen, Weizen, Gerste und daraus hergestellte Speisen, Teigwaren, Nockerl, Spätzle, Brot, Semmeln etc.	Wegen des hohen Ballaststoffgehalts: grobe Vollkornprodukte, Müsli
Obst	Bananen, Zuckermelonen, Orangen, Mandarinen, Kiwis, Papaya, Beerenfrüchte, Zitronen, Kirschen, Obstkonserven (Menge nach Verträglichkeit), Kompott (bei streng fruktosearmer Kost kein Obst, außer 1 Portion Marmelade 25 g)	Rohes Obst, vor allem: Äpfel, Birnen, Pflaumen, Pfirsiche, Marillen, Ringlotten, Trockenfrüchte
Gemüse	Feld- und Blattsalate, Kürbisse, Zucchini, Broccoli, Karotten, Fisolen, Spinat, Mangold, Erbsen, Endivie, Rapunzel, grüne Oliven, Champignons, Schalotten, Tomaten etc.; Zwiebeln, Knoblauch, Zuckermais in kleinen Mengen	Wegen des hohen Ballaststoffgehalts: Kraut

	Gut verträglich	Schlecht verträglich (individuelle Toleranz)
Fleisch/Fisch	alle Fleischsorten, Wurstwaren, alle Fischsorten	
Milchprodukte	Topfen (Quark), Hüttenkäse, Schnittkäse, Streichkäse; alle Milch- und Milchprodukte ohne Fruchtzusätze	Diabetikerjoghurt, alle Milchprodukte mit Fruchtzusätzen
Essig	Essigessenz verdünnt, Weinessig verdünnt	Mostessig, Apfelessig
Ei	alle diversen Zubereitungsarten	
Zucker/Honig	Haushaltszucker, Traubenzucker, Glucosesirup (Dextropur)	Fruchtzucker, Honig, Diabetikerzucker (Sorbit, Xylit, Mannit, Maltit), zuckerfreier Kaugummi, Diabetikerprodukte (siehe Etikett), Fruktosesirup, Cornsirup
Süßigkeiten	kleine Mengen Bitterschokolade	Milchschokolade, Eis, Bonbons, Nuss-Nougatcreme, Müsliriegel

Quelle: Eisenberger A.M.: Ernährungstherapie bei Lactoseintoleranz und Fruktoseintoleranz. In: Nutrition News, März/April 2004

Vier-Wochen-Neustart-Programm für Ihren Darm

»Lasst Nahrung eure Heilmittel sein« – diese Aussage formulierte der griechische Arzt Hippokrates bereits ca. 400 vor Christus. Eine gesunde und ausgewogene Ernährung führt ohne Zweifel zu mehr Gesundheit und Wohlbefinden.

Wie können Betroffene einer Laktose- und/oder Fruktoseintoleranz von einer Ernährungsumstellung profitieren? Das vorliegende Buch unterstützt Sie mit einem Vier-Wochen-Programm, um Ihren Darm und Ihr Immunsystem zu stärken, damit Sie langfristig möglichst beschwerdefrei leben können. Außerdem finden Sie eine Vielzahl an Rezepten, die generell sehr nährstoffreich, bekömmlich und vor allem rasch und einfach zuzubereiten sind. Möglichst oft frisches, gekochtes, bekömmliches Essen ist die beste Prävention für Ihren Darm und Ihre Gesundheit.

Selbstverständlich gilt es, verordnete Medikamente weiterhin einzunehmen. Diese Empfehlungen stellen keinen Ersatz für eine ärztliche Behandlung dar.

Unterstützung für Ihren Darm aus der Apotheke: Laktasepräparate enthalten reine Laktase und sind erhältlich in Kapseln, Tabletten, Pulverform oder Tropfen, wobei die Kapseln meistens besser wirken. Sie sollten vor oder zur laktosereichen Mahlzeit eingenommen werden.

Nahrung ist wesentlich mehr als die Aufnahme von Kalorien. Die Lebensmittel, die Sie täglich essen, wirken sich auf Ihre (Darm-) Gesundheit aus. Ebenso haben Lebensmittel einen Einfluss darauf, ob Entzündungsprozesse im Körper ablaufen oder Fehlgärungen im Darm gefördert werden. Bei Lebensmittelintoleranzen ist das Ziel, mit einer geeigneten Ernährung den Darm zu beruhigen und die schwache Enzymtätigkeit zu stärken. Dazu geeignet sind einfache Speisen, idealerweise selbst gekocht mit möglichst naturbelassenen Zutaten. Diese Kost ist reich an Nährstoffen, hypoallergen, eiweißreich, fettarm, liefert leicht verdauliche

Kohlenhydrate und viele Vitamine und Mineralstoffe. Betroffene von Intoleranzen profitieren zusätzlich von einem warmen Frühstück, welches sehr bekömmlich ist und gut verwertbare Nährstoffe liefert. In den ersten beiden Wochen sind eine warme Suppe oder ein glutenfreier Getreidebrei ein idealer Start in den Tag.

Zu den Reizstoffen im Darm gehört das Gluten, das Klebereiweiß, das in Getreidesorten wie Weizen, Gerste, Dinkel oder Roggen enthalten ist. In der Praxis hat sich für die Regeneration des Magen-Darm-Trakts und die Entlastung des Immunsystems eine glutenfreie Ernährung für zwei bis drei Wochen bewährt. Langfristig wird eine glutenarme Ernährung empfohlen. Keine Angst, es gibt viele Alternativen zu den glutenreichen Getreidesorten. Die Rezepte und Speisen bleiben aber auch ohne Gluten abwechslungsreich und schmackhaft. Glutenfrei sind z. B. Quinoa, Amarant, Hirse, Buchweizen, Reis und Polenta (Maisgrieß). So wird der Darm massiv entlastet und kann sich rasch regenerieren.

Vermeiden Sie Stress!

Das Verdauungssystem reagiert sehr empfindlich auf Stress. Stress haben wir heutzutage fast alle, aber für Betroffene, deren Darm massiv überfordert ist, ist Stress eine weitere Ursache für Beschwerden und Symptome der Intoleranzen. Was können Sie tun, um Stress zu reduzieren? Ein erster Schritt könnte sein, sich einen Überblick über Ihre Stresssituation zu verschaffen. Das geht gut mit einem Tagebuch, in dem Sie Ihre Gedanken und Ihre Befindlichkeit niederschreiben. Wählen Sie eine ruhige Zeit am Tag, beispielsweise den Abend, und machen Sie eine Liste der Situationen in Ihrem Leben, die für Sie Stress bedeuten. Was tut gut? Was verschlechtert Ihr Befinden? Was belastet Sie? Warum ist etwas so stressig? In einem nächsten Schritt können Sie analysieren und zu Papier bringen, welche Möglichkeiten Sie haben, diese stressigen Situationen zu ändern. Sie können immer etwas tun! Es gibt viele Methoden zur Reduktion von Stress. Probieren Sie Verschiedenes aus: Wählen Sie aus Meditation, Selbsthypnose, Entspannungstechniken, Yoga, Taijiquan oder Qigong das für Sie passende aus. Ebenfalls empfehlenswert sind Bewegung an der frischen Luft, Spaziergänge in der Natur oder Atemübungen.

Tipp aus der Praxis

Führen Sie ein Gesundheits- und Ernährungstagebuch, damit kommen Sie den Ursachen Ihrer Beschwerden besser auf die Spur. Dokumentieren Sie Ihre Symptome und Erkrankungen sowie jene Zeiten mit besonders starker Stressbelastung und gegebenenfalls einer Medikamenteneinnahme. So können Sie Zusammenhänge besser erkennen. Mithilfe eines Ernährungstagebuchs sehen Sie, was Ihnen guttut – darauf können Sie dann immer wieder zurückgreifen und aufbauen. Sollten Beschwerden dauerhaft bestehen, empfiehlt es sich, das Ernährungstagebuch mit einem Arzt/einer Ärztin oder Ernährungsfachkraft zu besprechen.

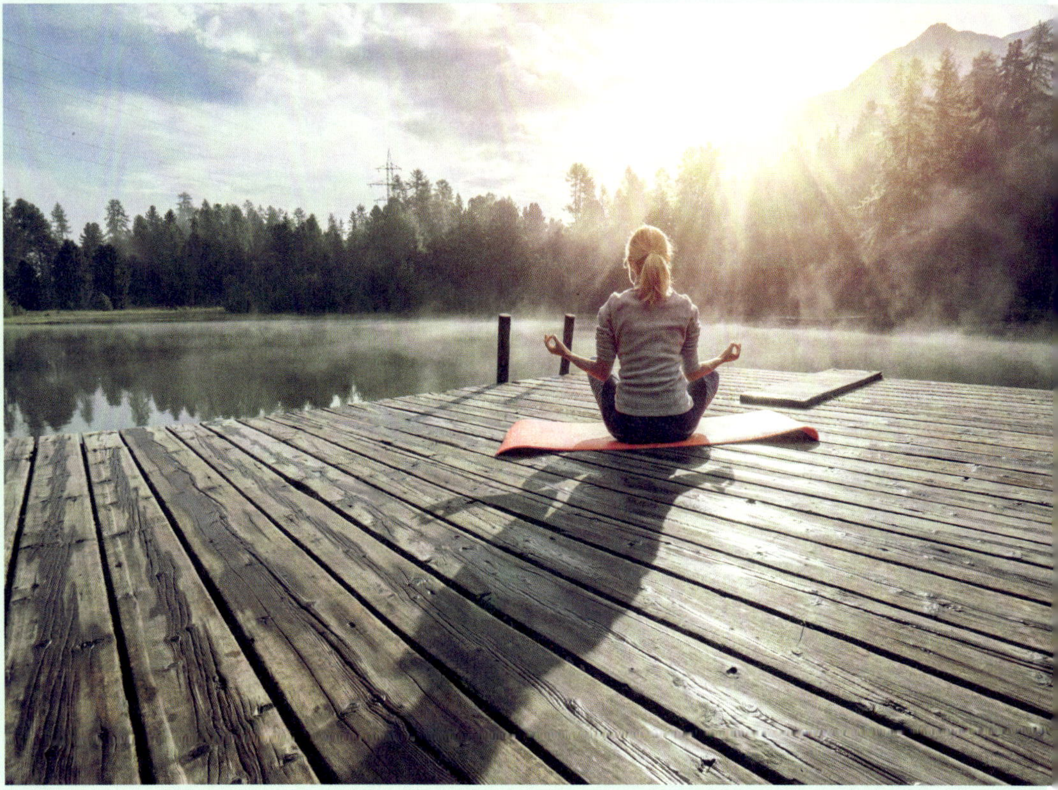

Das Wissen der Chinesen – TCM und Nahrungsmittelintoleranzen

Die Traditionelle Chinesische Medizin sagt: »Allergie oder Unverträglichkeit? Ich kenne keine Lebensmittelintoleranzen!« Nahrungsmittelunverträglichkeiten oder Allergien sind in der Traditionellen Chinesischen Medizin tatsächlich unbekannt. Die TCM betrachtet die Symptome und stellt danach die Diagnose. Daraus leiten sich dann individuelle Therapieempfehlungen ab.

Gesundheit nach TCM bedeutet ein Gleichgewicht von Yin und Yang. Die Yin-und-Yang-Lehre unterscheidet sich sehr grundlegend von der westlichen Medizin und Philosophie. In der westlichen Welt stehen sich immer Gegensätze gegenüber – z. B. rund und eckig, hell und dunkel, voll und leer. Diese Gegensätze schließen einander aus. Yin und Yang hingegen gehen immer ineinander über, Dinge können gleichzeitig Yin als auch Yang sein, sie bedingen sich gegenseitig, wandeln sich ineinander um und werden daher als sich ergänzende Eigenschaften verstanden, die in ständiger Bewegung sind. Das zeigt auch das Symbol.

Das Tao-Symbol vereint beide Eigenschaften – das **Yin** und das **Yang**.

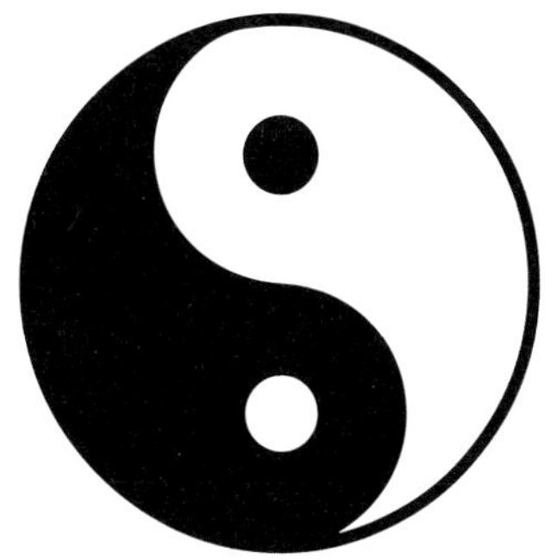

Vereinfacht gesagt, ist der menschliche Stoffwechsel ein enges Zusammenspiel von Yin und Yang – eine ständige Umwandlung. Unser Körper ist normalerweise in der Lage, bei Ungleichgewichten einen Ausgleich zu finden. Wenn wir zum Beispiel müde sind, dann ruhen wir uns aus, schlafen und tanken neue Energie. Wenn wir durstig sind, trinken wir und verhindern dadurch, dass unser Körper austrocknet.

Ob sich Symptome von chronischem Ungleichgewicht zu Krankheiten entwickeln, hängt davon ab, wie lange sie bestehen und ob sie beachtet werden oder nicht. Hier kommt die Diagnostik der Traditionellen Chinesischen Medizin zum Einsatz: Mit Zungen- und Pulsdiagnose und ausführlicher Befragung über Verdauung, Allgemeinbefinden, Ernährungsgewohnheiten etc. sind Ungleichgewichte feststellbar, noch bevor sie sich als Krankheiten manifestieren.

Vereinfacht gesagt, können Sie sich *Yin* als alles Substanzielle im Körper vorstellen, wie z. B. Blut, Körpersäfte, Lymphe. Mit *Yang* werden Kraft, Dynamik und Energie im Körper beschrieben. Beim Herz-Kreislauf-System wäre Blut der Yin-Anteil und die Pumpkraft des Herzens der Yang-Anteil, beides ist notwendig, damit unser Kreislauf gut funktioniert. Wenn aber jetzt der Yin-Anteil zu niedrig ist, dann ist das Yang im Übermaß, was sich durch Bluthochdruck oder auch Herzrasen bei Schilddrüsenüberfunktion äußern kann. Der Therapieansatz, Yin und Yang ins Gleichgewicht zu bringen, bedeutet dann über die Ernährungstherapie den Aufbau von Yin (= Blut und Körpersäfte) zu unterstützen. In der Praxis bedeutet das: Suppen und Eintöpfe statt Chips und Reiswaffeln. Was so einfach klingt, ist aufgrund des stressigen Alltags der Betroffenen häufig allerdings doch eine Herausforderung. Die schnellen, einfachen Rezepte in diesem Buch möchten deshalb eine Unterstützung leisten.

Die Diätetik der TCM – die sogenannte 5-Elemente-Ernährung – geht andere Wege als die klassische Ernährungswissenschaft: Sie spricht nicht von gesund oder ungesund, sondern vielmehr von einem Zuviel oder Zuwenig. Alles, was wir unserem Körper im Überfluss zumuten, ist ungesund. Ziel ist immer ein Gleichgewicht von Yin und Yang. Mit dieser kurzen Einführung möchte ich Ihnen einen anderen Blick auf Speisen und Lebensmittel geben. Abseits von Ideologien können Sie einfach einmal in Bezug auf Ihren eigenen Körper wahrnehmen, was Ihnen guttut. Bewerten Sie selbst, ob diese Ernährung für Sie gut oder schlecht ist. Das hat auch den Vorteil, dass Sie selbstbewusster gegenüber den vielen – oft sehr widersprüchlichen – Ernährungsinformationen der heutigen Zeit werden. Es ist enorm hilfreich, sich darauf zu besinnen, wie Sie Ihren Körper durch die der Nahrung innewohnenden Qualitäten stärken können, anstatt sich immer darauf zu konzentrieren, was ihrem Körper Schaden zufügt.

»Der Mund ist das Tor zur Gesundheit« – so lautet ein chinesisches Sprichwort. Nutzen Sie diese Anregung, und genießen Sie!

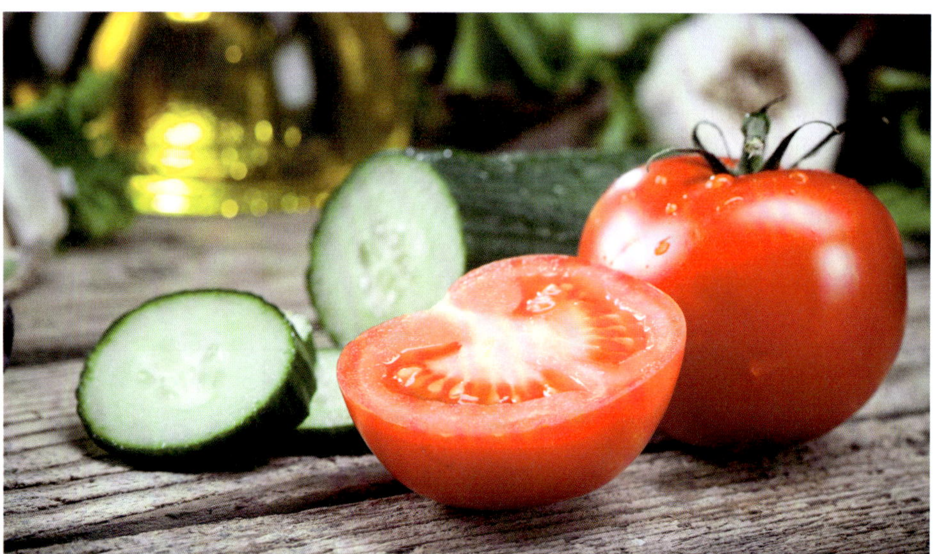

Die thermische Wirkung von Lebensmitteln

Viele Kulturen haben ein großes Erfahrungswissen über die thermische Wirkung von Lebensmitteln. Im Grunde müssten wir nur ein bisschen in uns hineinhören und auf die Signale unseres Körpers reagieren. So wünschen wir uns im Sommer mehr kühlende Speisen (erfrischende Salate), und im Winter bevorzugen wir lang gekochte, wärmende Suppen und Eintöpfe.

In den kalten Wintermonaten hat die Ernährung eine vorbeugende und die Gesundheit erhaltende Funktion. Eine thermisch ausgewogene Mahlzeit kann die klimatischen Einflüsse wie Wind, Kälte und Feuchtigkeit gut ausgleichen. Sicher haben Sie schon einmal bemerkt, dass Ihnen nach dem Genuss von Rotkraut, einem Glas Rotwein oder einem Lammragout ziemlich warm wurde. Es gibt also Lebensmittel, die in unserem Körper Wärme abgeben und uns dadurch »erwärmen«.

Hier eine Übersicht über die thermische Wirkung der Lebensmittel:

- **Lebensmittel, die kühlend wirken**
  Thermisch kalte Lebensmittel sind Südfrüchte wie Bananen, Zitrusfrüchte oder Melonen. Sie wachsen in klimatisch heißen Gebieten und helfen den dort beheimateten Menschen, die sie umgebende Hitze auszugleichen. Kühlend wirken auch Gurken und Tomaten, die – in traditioneller Landwirtschaft (ohne beheiztem Glashaus) – nur im Sommer verfügbar wären. Sie kühlen den Körper sehr stark ab und helfen überschüssige Hitze im Körper zu beseitigen. Kalte Lebensmittel sollten daher nur in kleinen Mengen und hauptsächlich in der heißen Jahreszeit konsumiert werden. Menschen, die häufig frieren oder eine empfindliche Verdauung mit Neigung zu Durchfall haben, sollten diese Lebensmittel in roher Form meiden.

- **Lebensmittel, die erfrischend wirken**
  Erfrischende Lebensmittel können wir das ganze Jahr über zu uns nehmen. Sie helfen uns, Blut und Körpersäfte zu bilden und befeuchten das Gewebe und die Schleimhäute. In den kalten Wintermonaten oder bei empfindlicher Verdauung empfiehlt es sich, diese Zutaten in gekochtem Zustand zu verzehren. In den heißen Monaten helfen uns erfrischende Lebensmittel, die

durch das Schwitzen verlorene Flüssigkeit wieder zu ersetzen. Zu dieser Gruppe gehören Milchprodukte, viele Gemüsesorten, Früchte und Salate.

- **Lebensmittel, die thermisch neutral sind**
  Die neutralen Lebensmittel haben mengenmäßig die größte Bedeutung für unsere Ernährung, denn sie können in jeder Jahreszeit und von jedem Konstitutionstyp genossen werden. Dazu gehören fast alle Getreidesorten, Hülsenfrüchte, Wurzelgemüse, Pilze und Nüsse. Sie stärken das Qi und wirken ausgleichend.

- **Lebensmittel, die leicht wärmend wirken**
  Lebensmittel, die leicht erwärmend wirken, sollten gemeinsam mit neutralen Lebensmitteln vermehrt im Herbst und Winter verzehrt werden. Je kälter die Außentemperaturen sind, desto mehr brauchen wir wärmende Zutaten in unserer Ernährung. In dieser Gruppe sind unter anderem alle frischen und getrockneten Kräuter, die meisten Gewürze, Trockenfrüchte, Lauch und Zwiebeln zu finden.

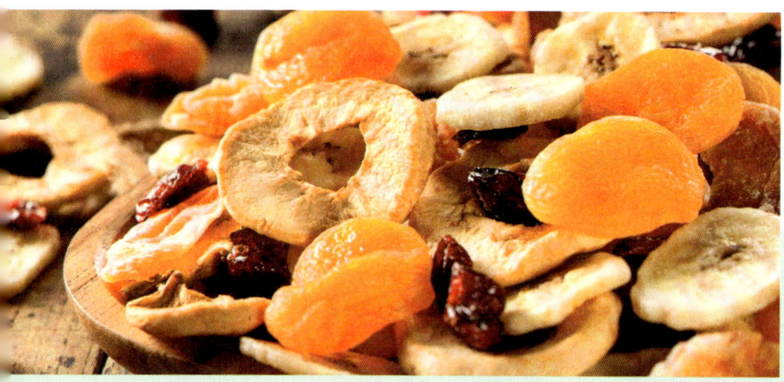

⟶ Download Bonusmaterial

Eine Tabelle über die Wirkung von Lebensmitteln und deren thermische Wirkung finden Sie kostenlos zum Download unter: **www.einfach-essen.com/bonus**

Die Angaben beziehen sich immer auf den rohen Zustand des Lebensmittels.

- **Lebensmittel, die sehr stark erwärmen**
  Heiße Lebensmittel sollten nur in kleinen Mengen genossen werden, da sie sonst innere Hitze auslösen bzw. empfindliche Verdauungssysteme zu sehr reizen (z. B. Chilischoten). Im Winter helfen diese Lebensmittel, den Körper vor Kälte zu schützen. Zu dieser Gruppe zählen scharfe Gewürze, Zimt, hochprozentiger Alkohol, gegrilltes Fleisch und Lamm.

Es ist sinnvoll und hilfreich, die thermischen Eigenschaften der Lebensmittel gezielt nach Jahreszeit und individuellen Bedürfnissen zu nutzen. So sollten wir im Sommer mehr erfrischende und ab und zu kalte Lebensmittel zu uns nehmen. Im Winter – wenn es draußen friert und schneit – sollten wir vermehrt warme und heiße Lebensmittel verwenden. Menschen, denen häufig kalt ist, werden mit kalten Lebensmitteln noch mehr frieren, daher sollten sie vermehrt wärmende Speisen zu sich nehmen. Die Ernährungslehre nach TCM zu nutzen, bedeutet wieder zu lernen, seinen Instinkten mehr zu vertrauen. Kinder stehen den Instinkten meist noch viel näher, sie spüren sehr gut, was ihnen guttut – sofern es ihnen nicht aberzogen wird. Die Instinkte sind bei uns allen vorhanden, wir können hören, riechen, schmecken, sehen und fühlen. Wenn wir unsere Sinne nutzen, dann spüren wir auch Hitze bzw. Kälte oder Yin und Yang und können mit Selbstverantwortung unsere Ernährung passend dazu auswählen. Als Richtwert können bei guter Gesundheit erwärmende, neutrale und erfrischende Lebensmittel zu etwa gleichen Teilen auf dem Speisezettel stehen. Kalte und heiße Zutaten werden in kleiner Menge als Zugabe verwendet.

Ideale Aufteilung der Lebensmittel hinsichtlich ihrer thermischen Wirkung in einer ausgewogenen Mahlzeit:

	heiß	warm	neutral	erfrischend	kalt
Wirkung	vertreibt Kälte	wärmt	baut Qi auf	baut Säfte auf	vertreibt Hitze
	erhitzt	unterstützt das Qi	harmonisiert	kühlt	kühlt stark

Die thermische Veränderung bei der Zubereitung

Der Kochvorgang verändert den thermischen Zustand eines Lebensmittels. Ein Beispiel: Nach TCM ist die thermische Wirkung von Tomaten in rohem Zustand sehr abkühlend und kann bei empfindlicher Verdauung Beschwerden auslösen. Wird die Tomate gekocht, dann verringert sich die abkühlende Wirkung und wenn zusätzlich erwärmende Gewürze wie Rosmarin oder Basilikum dazugegeben werden, dann ist die Tomate bereits neutral und auch für empfindliche Menschen verträglich. So hat nicht nur die Wahl der Zutaten, sondern auch die Zubereitungsart einen Einfluss auf den energetischen Zustand der Speisen. Die TCM unterscheidet zwei Zubereitungsarten:

YINisieren = erwärmende Wirkung ausgleichen, abkühlende Wirkung verstärken	**YANGisieren** = abkühlende Wirkung ausgleichen, erwärmende Wirkung unterstützen
Blanchieren (kurz aufkochen)	Scharf anbraten, grillen, räuchern
Kurz kochen mit viel Wasser	Sanftes, langes Schmoren
Kochen mit erfrischenden Zutaten (Obst, Südfrüchte, Sprossen, Fruchtsäfte)	Zubereitung im Backofen
Einweichen	Langes Kochen (Suppen)
	Verwenden von heißen/warmen Gewürzen, Kräutern
	Kochen mit Alkohol
	Trocknen

Die Heilkraft der Mitte

Die Ernährungslehre nach TCM beschreibt sehr genau, was mit der Nahrung, die wir täglich zu uns nehmen, im Körper passiert. Sie beschreibt, wie und unter welchen Bedingungen diese Nahrung für den Körper wertvoll wird und wie die Nahrung in Lebenskraft (Qi) umgewandelt wird. Ernährung und Lebensstil sind zu einem großen Teil für unsere Gesundheit, unsere körperliche und geistige Vitalität, aber auch für die Fähigkeit zur Entspannung und Regeneration mitverantwortlich. Unser Lebensstil trägt ganz entscheidend dazu bei, wie es unserem Körper geht. Auch wenn Kräutermedizin und Akupunktur, bei Krankheiten eingesetzt, helfen können – die tägliche Ernährung und die Art, wie wir täglich leben, ist ein entscheidender Faktor, wie es uns geht und ob unser Shen strahlen kann.

Die Sicht auf das Verdauungssystem ist nach TCM anders als in westlichen Lehrbüchern. Für ein besseres Verständnis hier noch einige Leitsätze.

Der Begriff **Shen** (übersetzt: »Geist«) steht in der TCM für die Persönlichkeit, Bewusstheit und der Fähigkeit zu denken. Er zeigt sich im Glanz der Augen und in der Ausstrahlung.

Du bist, was du verdauen kannst

Nach dem Verständnis der TCM gibt es keine allgemein gültige Idealkost. Die ideale Ernährung ist individuell unterschiedlich und hängt von der allgemeinen Konstitution, der Verdauungskraft und auch der körperlichen Leistung ab. Die Idealkost ist quasi eine Individualkost. Aber welche ist die Idealkost für Sie? Im Ernährungsdschungel und den vielen – teils widersprüchlichen Empfehlungen – wird es immer schwieriger, das für einen selbst Richtige herauszufinden. Ein Manko der meisten Empfehlungen ist, dass weder die Verdauungsfähigkeit noch die Verstoffwechselungskraft, chinesisch gesehen »die Kraft der Mitte«, berücksichtigt wird. Eine für Sie passende Ernährung sollte auf zwei Faktoren basieren: auf Lebensmitteln, die für Sie bekömmlich sind, und auf einer starken Verdauungskraft. Der ernährungswissenschaftliche Ansatz, der nur die Inhaltsstoffe von Lebensmitteln berücksichtigt, greift zu kurz, weil enthaltene Nährstoffe uns nur dann zugutekommen, wenn sie von der Verdauung richtig verarbeitet werden. Die Verdauung ist ein komplizierter Vorgang und funktioniert nicht immer gleich gut. Es handelt sich um ein komplexes Zusammenspiel von mechanischen, chemischen, physikalischen und nervalen Faktoren. Ernährungswissenschaft und Medizin tasten sich nach und nach an die Details heran und je mehr wir darüber wissen, desto mehr zeigt sich die große Komplexität von Stoffwechsel und

Verdauung. Ernährung kann nur so gut sein, wie die individuelle Verdauungsleistung es zulässt.

Doch zurück zur Frage: Welche ist die für Sie richtige Ernährung? Bildhaft gesprochen sollte sie zu Ihnen passen wie ein gut geschnittenes Kleidungsstück. Sie sollte nicht einengen, sondern Ihre Persönlichkeit unterstreichen. Hilfreich ist, wenn Sie darauf achten, was Ihnen guttut: Ihre Ernährung soll Sie unterstützen, Ihnen Kraft geben, im Winter wärmen und im Sommer kühlen, Ihre Konzentration fördern, die Figur schlank halten (oder schlank machen), vor Krankheit schützen und Sie gesund erhalten.

Der richtige Brennstoff

Es gibt viele Analogien zur Beschreibung vom sogenannten »Verdauungsfeuer«. Suchen Sie sich das Bild, mit dem Sie die Verbrennungsvorgänge im Körper gut verstehen können. Sei es die Vorstellung, dass ein Automotor den richtigen Brennstoff braucht, um gut zu funktionieren. Ein Dieselmotor wird mit Benzin nicht laufen, sondern den Motor schädigen. Oder Sie denken an einen Ofen im Winter, der mit dem passenden Brennmaterial befüllt werden muss, damit es warm wird. Ein Holzofen braucht Holz mit bestem Brennwert und wird mit Erdöl nicht funktionieren. Eine Ölheizung werden Sie mit Buchenholz nicht zum Glühen bringen. Die Auswahl des Brennmaterials richtet sich nach den Möglichkeiten des Ofens. Genauso ist es bei unserer Verdauung. Ihre Verdauungsorgane brauchen die für Sie passende Ernährung. Wenn Sie mit groben Vollkornprodukten nicht zurechtkommen, dann weichen Sie auf bekömmliche Getreidesorten aus. Es gibt immer

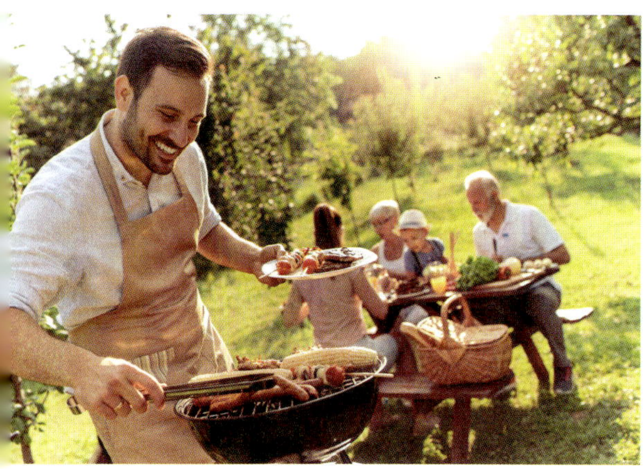

Alternativen! Voraussetzung ist, ein Verständnis dafür zu entwickeln, aber auch die eigene Konstitution zu akzeptieren.

Unbekömmliche Ernährung zeigt sich meist in Über- oder Unterforderung des Körpers bzw. wirkt sich auf Ihre Vitalität und Gesundheit aus. Wer sich gegen die Bedürfnisse des Körpers ernährt, wird sein Optimum an Wohlbefinden nicht erreichen. Es liegt in Ihrer Verantwortung, ob Sie in Ruhe essen oder Ihre Mahlzeiten hastig hinunterschlingen. Sie entscheiden darüber, wann, wie und was Sie essen. Und damit sind »die Würfel gefallen«. Ihre Ernährungsgewohnheiten spiegeln wider, ob Ihr Verdauungssystem innerhalb eines gesunden Spielraums gefordert oder in krank machender Weise überfordert wird. Denken Sie daran: Das Ziel Ihrer Verdauungskraft ist, die von Ihnen verzehrten Lebensmittel in eine für Ihre Zellen verwertbare Form zu bringen. Ihre Körperzellen können nämlich eine Karotte oder ein Stück Brot nicht einfach als Energiequelle nutzen, sondern sie benötigen dafür Einzelbausteine.

Ihr Verdauungssystem zerlegt die Lebensmittel in Aminosäuren, Einfachzucker, Fettsäuren oder, »chinesisch gesprochen«, in Nahrungs-Qi. Wenn alles richtig abläuft, die Nahrung umgewandelt und transformiert werden kann, dann versorgt das Nahrungs-Qi Ihren Körper mit wertvollen Nährstoffen, und »Unreines/Trübes/Überflüssiges« wird ausgeschieden. Zum Verdauen gehört das richtige Aufschließen der Lebensmittel und das Umwandeln in Körpersubstanz, Kraft und Energie. Mangelhafte Verdauung zeigt sich in Beschwerden der Verdauungsorgane (Aufstoßen, Sodbrennen, Blähungen, Völlegefühl, Heißhunger, Müdigkeit nach dem Essen, Verstopfung, Durchfall). Unsere Ausscheidungen liefern erste Hinweise: Funktioniert die Verdauung, haben wir regelmäßig Stuhlgang ohne mühsame lange Sitzungen. Der Stuhl ist idealerweise (wurstförmig) geformt, hat wenig Geruch und ist infolge des Schleimüberzugs an der Oberfläche glatt und beschmutzt wenig den After (es ist kaum Papier erforderlich). Wenn Ihnen also Rohkost oder Vollkornprodukte Blähungen und Durchfall verursachen, dann ist das für Sie nicht die passende Ernährung. Ihr Verdauungsfeuer ist möglicherweise zu schwach bzw. Ihr Verdauungssystem überfordert. Suppen, Eintöpfe, Salate aus gekochtem Gemüse wie unsere traditionellen Wintersalate (Rote-Rüben-Salat, Selleriesalat u. a.) sind dann für Sie die bessere Wahl. Schon Hippokrates wusste vor 2.500 Jahren: »Was du leicht verdauen kannst, das iss! Und was du nicht leicht verdauen kannst, das iss nicht!«

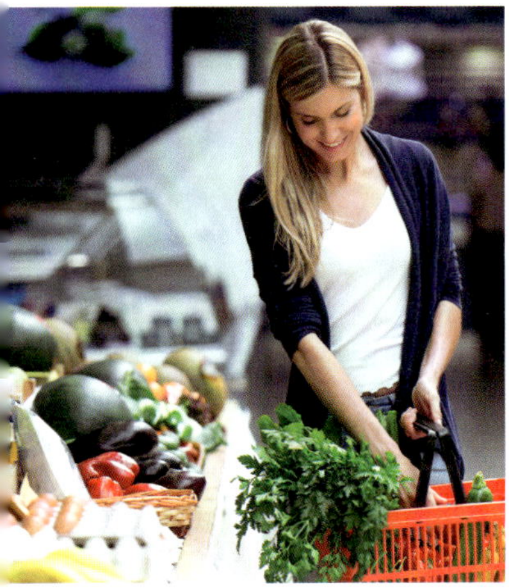

5-Elemente-Ernährung bei Laktose- und Fruktoseintoleranz

Die sogenannte 5-Elemente-Ernährung ist Teil der Traditionellen Chinesischen Medizin. Grundpfeiler dieser Ernährungslehre ist die Ausgewogenheit von Yin und Yang, wobei das Wissen um die thermische Wirkung von Lebensmitteln eine wichtige Rolle spielt. Auch in Hinblick auf Laktose- und Fruktoseintoleranz stellt die 5-Elemente-Ernährung eine sehr gute Basis dar. Die zubereiteten Speisen sind dadurch bereits automatisch sehr verträglich und bekömmlich – Essen zum Wohlfühlen sozusagen. Hier die wichtigsten Tipps für Ihre Ernährung, damit Sie so richtig »aus dem Bauch heraus« zufrieden sein können.

Bevorzugen Sie saisonales Obst und Gemüse aus biologischer Landwirtschaft

Hochwertige, frische und biologische Lebensmittel liefern Vitalität und Energie für Ihr Wohlbefinden und Ihre Gesundheit. Lebensmittel, die auf mineralhältigen Böden und bei natürlicher Sonnenstrahlung wachsen und reifen können, enthalten alle wichtigen Vitamine und Nährstoffe.

Bevorzugen Sie Fleisch(-produkte) und Fisch aus biologischer Tierhaltung

Fleisch von Weidetieren, die natürliches Futter (u.a. Wiesen- und Heilkräuter) erhalten, ist nicht nur schmackhafter, sondern auch bekömmlicher. Medienberichte über unerwünschte Antibiotikarückstände und sonstige Gefährdungen tun ihr Übriges, um Produkten aus biologischer Tierhaltung den Vorzug zu geben. Das Gleiche gilt übrigens für Eier und Wurstwaren!

Kochen hilft der Verdauung

Bei vielen Menschen führt ein Zuviel an roher Nahrung zu Verdauungsstörungen – Blähungen, Völlegefühl und Müdigkeit sind die Folge. Eine vermehrte Zufuhr an gekochter Nahrung kann hier Abhilfe schaffen. Kochen nimmt dem Verdauungsapparat viel Arbeit ab. Erhitzte bzw. gekochte Speisen werden besser vertragen und erhöhen das Wohlbefinden. Ihre Mahlzeiten sollten zumindest warm beginnen oder enden, z. B. mit einer Suppe. Ein gekochtes und warmes Frühstück gibt Ihnen bereits am Morgen den Kick für den restlichen Tag.

Vermeiden Sie Lebensmittel mit Zusatzstoffen und Konservierungsstoffen

Zusatzstoffe wie Geschmacksverstärker, Farbstoffe, künstliche Aromen, naturidente Aromen und Konservierungsmittel sind heutzutage leider in sehr vielen Produkten enthalten. Die Wechselwirkungen der vielen verschiedenen Stoffe sind weitgehend unerforscht. Substanzen und Zutaten, die »neu« für unseren Körper sind, werden möglicherweise nicht gut vertragen und führen zu Störungen (z. B. Allergien). Insbesondere phosphat- und schwefelsäurehältige Produkte (Käse, Wurst, Limonaden) behindern die Aufnahme von wertvollen Mineralstoffen und erhöhen die Risiken für Zahnprobleme und Osteoporose. Wenn Sie sich für frische und naturbelassene Lebensmittel entscheiden, können Sie diesen Konflikt vermeiden. Achten Sie auf die Herstellerangaben und bevorzugen Sie Produkte ohne Zusatzstoffe.

Bewusstes Trinken

Achten Sie auf eine ausreichende Flüssigkeitszufuhr mit ungesüßten Kräuter- und Früchtetees (Sorten regelmäßig wechseln!). Obstsäfte enthalten viel Fruktose und sollten mindestens im Verhältnis 1:3 mit Leitungswasser verdünnt werden. Mineralwasser ist für viele Menschen aufgrund der Kohlensäure und eines möglichen zu hohen Mineraliengehaltes (z. B. Natrium) belastend. Leitungswasser ist in den meisten Regionen die bessere – und kostengünstigere – Alternative. Sollte Ihr Leitungswasser durch Nitrat und/oder andere Umweltgifte belastet sein, weichen Sie auf kohlensäurearmes oder stilles Mineralwasser aus. Gönnen Sie sich hin und wieder zum Essen ein gutes Glas Wein anstelle von Limonaden und Cola-Getränken. Vermeiden Sie eisgekühlte Getränke und große Mengen kalter Getränke während des Essens. Ein ideales Getränk ist heißes Wasser – probieren Sie es einmal aus!

Bewusster Umgang mit Genussmitteln wie Kaffee und Schwarztee

Zuviel Kaffee bzw. Schwarztee kann mit eine Ursache für Beschwerden wie Verstopfung und Migräne sein. Versuchen Sie, den Konsum auf ein bis zwei Tassen pro Tag zu beschränken – am besten nach dem Essen.

Entdecken Sie die Vielfalt an Gewürzen

Unzählige köstliche Gewürze warten darauf, von Ihnen ausprobiert und verwendet zu werden! Sie machen Speisen nicht nur aromatisch, sie helfen auch bei der Verdauung – und die Speisen werden zudem optisch aufgewertet. Versuchen Sie einmal frisches Koriandergrün, Kardamom, Majoran, Ysop, Bockshornkleesamen, Liebstöckel, frische Minze und viele andere Gewürze mehr – das Angebot ist nahezu unbegrenzt!

Regelmäßige Essenszeiten

Die Einhaltung regelmäßiger Essenszeiten ist wichtig und hilfreich für Ihre Verdauung. Bei drei ausreichenden und nährenden Mahlzeiten am Tag verschwinden normalerweise Süßgelüste und Heißhungerattacken. Ein regelmäßiger Essrhythmus fördert Ihr Wohlbefinden!

Zur richtigen Zeit essen

In der TCM gilt das bei uns bekannte Sprichwort: »Iss morgens wie ein Kaiser, zu Mittag wie ein Edelmann und abends wie ein Bettler.« Erklärt wird dieser Grundsatz mit der Organuhr: Jedes Organ hat eine Zeit von zwei Stunden täglich, während der es energetisch besonders gut versorgt ist und daher seine Funktionen besonders gut erfüllen kann. In den Vormittagsstunden sind die Verdauungsorgane (Dickdarm, Magen und Milz) am besten versorgt, eine nährende, sättigende Mahlzeit ist daher sinnvoll.

Die Heilkraft von Suppen und Eintöpfen

Suppen werden von vielen Menschen oft viel zu wenig geschätzt. Dabei sind Suppen die Essenz der Nahrung, denn sie helfen uns Beschwerden zu lindern und nach Krankheiten wieder zu Kräften zu kommen. Rohe Knochen – idealerweise von Tieren aus biologischer Haltung – sind vollgepackt mit wertvollen Nährstoffen, daher ist eine richtig zubereitete Knochenkraftsuppe die beste Form, um alle guten Inhaltsstoffe im Körper aufzunehmen. Kraftsuppe ist der Energy-Drink von Mutter Natur. Er ist unglaublich hydratisierend und füllt den Vorrat an Elektrolyten wie Natrium und Kalium wieder auf. Der Hauptgrund, warum man einzelne Mahlzeiten so gut durch Kraftsuppe ersetzen kann, liegt darin, dass Kraftsuppe einerseits keinen Zucker enthält, andererseits zwei Nährstoffe, die satt machen und über einen längeren Zeitraum hinweg Energie liefern: Eiweiß und gesundes Fett. Kraftsuppe stillt den Heißhunger, stabilisiert den Blutzuckerspiegel und beugt dem Drang nach Süßigkeiten oder koffeinhaltigen Getränken vor.

Das Ernährungsprogramm

Vier-Wochen-Neustart für Ihren Darm – das Ernährungsprogramm

Das **Vier-Wochen-Neustart-Programm** für Ihren Darm hat das Ziel, den Körper bzw. den Darm zu stärken. Die hohe Zufuhr an Vitaminen und Mineralstoffen aktiviert zusätzlich den Stoffwechsel und hilft bei der Regeneration der Darmschleimhaut.

Das Ernährungsprogramm geht in zwei Teilschritten vor:

- **Woche 1 + 2:** Reizstoffe und problematische Lebensmittel werden eliminiert. Spezielle Lebensmittel (Kraftsuppen) werden als Unterstützung konzentriert zugeführt. Eine praxistaugliche Basiskost, allergenarm und somit unterstützend für den Darm, steht auf dem Programm. Herausforderung in dieser Zeit ist das Thema Frühstück. Viele sind ein süßes Frühstück gewöhnt – mit Obst oder Süßungsmitteln wie Honig. Da Fruchtzucker in dieser Zeit vermieden werden sollte, sind pikante Frühstücke eine gute Alternative, zwar gewöhnungsbedürftig, aber wirksam.
- **Woche 3 + 4:** Lebensmittel mit einem geringen Laktose- und Fruktosegehalt werden zugefügt und clever kombiniert, um die Resorption im Darm zu verlangsamen und somit hoffentlich langfristig eine Beschwerdefreiheit – bei maximalem Genuss und maximaler Vielfalt – zu unterstützen.

Dieser Ablauf in zwei Phasen hat den Vorteil, dass Sie durch die Entlastung in den ersten beiden Wochen ein gutes Gefühl dafür entwickeln, was Ihnen guttun könnte (bzw. was nicht), wenn

Soja – Finger weg für Allergiker!

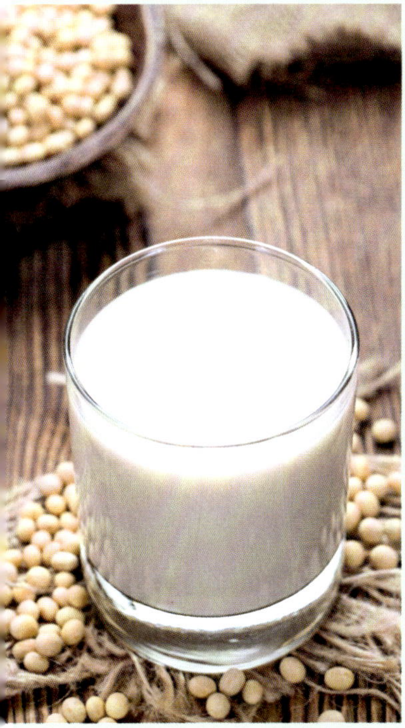

So gesund die Sojabohne nachweislich ist, so ist Sojaeiweiß in unseren Breiten ein häufiger Allergieauslöser. Besonders bei Pollen-Allergikern oder Menschen mit Heuschnupfen kann es zu Kreuzallergien kommen, da die Eiweißstrukturen sehr ähnlich den Birkenpollen sind.

Heimische Alternativen für Allergiker sind Lupinen oder Hanf-Eiweiß. Lupinen gehören zu den Leguminosen (Hülsenfrüchten), Produkte aus Lupinen sind in Reformhäusern oder Bioläden erhältlich. Bekannt wurden die Lupinen vor allem als glutenfreie Alternative für Zöliakie-Betroffene. Sogar Eis gibt es inzwischen aus Lupinen, es wird unter dem Namen »Lupinesse« in Süddeutschland verkauft. Mit 40 Prozent Eiweiß kommen Lupinen locker an den Eiweißgehalt von Sojabohnen heran. Lupinen enthalten alle essenziellen Aminosäuren, Vitamin A und B_1 sowie Kalium, Kalzium, Magnesium und Eisen. Verwertbares Vitamin B_{12} ist, entgegen häufiger Veröffentlichungen und Behauptungen, in Lupinensamen nicht enthalten. Phytoöstrogene sind in Lupinen ebenfalls enthalten, aber in einer rund 50-mal geringeren Konzentration. Der Fettanteil ist mit vier bis sieben Prozent deutlich niedriger als jener von Soja. Einen Wermutstropfen gibt es für Allergiker leider dennoch: Lupinen sind nicht geeignet für Erdnuss-Allergiker, deshalb müssen seit 2007 EU-weit Lupinenbestandteile vollständig gekennzeichnet werden.

Herstellung Getreidemilch

Die Herstellungsverfahren sind relativ ähnlich: Der Rohstoff (= das jeweilige Getreide) wird mit heißem Wasser vermengt und in Mühlen zu Brei gerieben. Der grobe Anteil wird durch ein Sieb herausgefiltert. Der feine Anteil wird erhitzt und abgefüllt.

Bei der Sojamilchherstellung ist dieses Herstellungsverfahren für ein geschmacklich akzeptables Produkt ausreichend. Bei den anderen Getreidesorten werden Enzyme (Amylase) zugesetzt, welche die Stärke zu Zucker abbauen, zumal sie ansonsten durch den hohen Stärkeanteil einen langweiligen Geschmack hätten. Anschließend wird die Lösung filtriert und häufig auch Öl zugegeben. Es entsteht eine milchige Wasser-Öl-Emulsion, die der Kuhmilch im Geschmack und Aussehen nahekommt. Um eine Entmischung und Aufrahmung festerer Teilchen zu vermeiden, werden die Getreidedrinks entweder homogenisiert, oder es wird ein Emulgator (nicht nötig bei Reisdrinks) hinzugefügt. Der Nährwert der Getreidemilch ist abhängig von der verwendeten Getreideart; in Bezug auf Vitamine und Mineralstoffe ist er dem der Kuhmilch sehr ähnlich, nicht jedoch beim Gehalt an Eiweiß und Kalzium, Letzteres wird deshalb häufig zugesetzt. Hafermilch enthält ß-Glucan, ein Stoff, der inzwischen als Cholesterinsenker anerkannt ist. Achtung: Getreidemilch ist keine Alternative für Säuglingsnahrung!

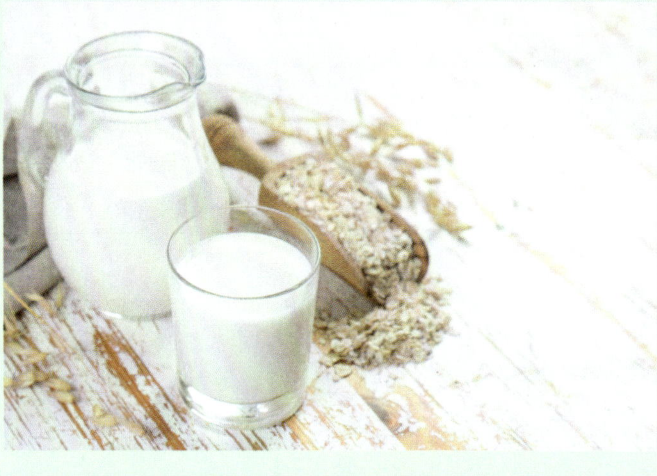

Sie die Auswahl ab der dritten Woche erweitern. Wenn wir zum Beispiel Lebensmittel, auf die unser Körper empfindlich reagiert, täglich zu uns nehmen, ist es sehr schwierig, Zusammenhänge herzustellen. Ein Beispiel: Sie konsumieren täglich Milch- und Milchprodukte. Sie fühlen sich chronisch müde, haben Gelenkschmerzen, einen Blähbauch oder Verdauungsstörungen. Diese Beschwerden dauern schon lange an und es ist kaum erkennbar, ob Lebensmittel die Ursache dafür sind. Werden Milch und Milchprodukte für einige Tage oder Wochen gemieden, tritt eine Verbesserung des Befindens auf. Sie fühlen sich weniger aufgebläht, haben mehr Energie, fühlen sich wohler. Wenn sie dann wieder Milch oder Milchprodukte zu sich nehmen, zeigt der Körper tatsächlich eine stärkere, klar nachvollziehbare Reaktion und macht es so möglich, zu erkennen, welches Lebensmittel Ihnen individuell Probleme verursacht. Solche Auslass- oder Eliminationsdiäten brauchen zwar etwas Disziplin, sind aber in der Regel sehr praxistauglich. Diesem Prinzip folgen wir im Vier-Wochen-Programm. Im Idealfall ist Ihr Verdauungssystem nach den ersten beiden Wochen bereits so gut regeneriert, dass laktose- und fruktosearme Rezepte keine Beschwerden hervorrufen. Sämtliche Lebensmittel, die aus langjähriger ernährungswissenschaftlicher Erfahrung problematisch sind, werden in den ersten beiden Wochen komplett gemieden:

- Gluten
- Milch und Milchprodukte
- Obst bzw. reine Obst-/Fruchtmahlzeiten
- Gemüse mit hohem Fruktosegehalt wie z. B. Kraut- und Kohlgemüse

Zusätzlich werden »Heil-Rezepturen«, zum Beispiel Kraftsuppen, die den Körper bei der Regeneration unterstützen, eingebaut. Ballaststoffe werden ebenfalls eingeschränkt, damit die Darmschleimhaut ausheilen kann. Wenn es Ihnen besser geht, kommen nach und nach einzelne Lebensmittel wieder dazu. Beobachten Sie dann bitte genau, wie Sie darauf reagieren. Wenn Sie merken, dass Sie ein Lebensmittel nicht gut vertragen, lassen Sie es bitte wieder weg. Warten Sie drei bis vier Tage und probieren Sie es dann neuerlich aus. Eine Dokumentation in einem Ernährungstagebuch ist hilfreich. So erkennen Sie Zusammenhänge besser und können Ihre Notizen auch mit Ihrer ÄrztIn, ErnährungsberaterIn, DiätologIn besprechen.

Als Ersatz von Milch und Milchprodukten kommen pflanzliche Alternativen in den ersten drei Wochen zum Einsatz, z. B. Reis-, Mandel- oder Haferdrinks. Damit die Kalziumversorgung sichergestellt ist, beinhalten die Rezepte kalziumreiche Getreidesorten wie Quinoa oder kalziumreiches Gemüse wie z. B. Fenchel.

Pflanzenmilch – von Haus aus laktosefrei

Es gibt inzwischen eine große Auswahl an Sojamilch (aus gesetzlichen Gründen erhältlich unter der Bezeichnung Sojadrink), Reismilch (Reis-Drink), Hafer-, Hanf-, Dinkel-, Mandel-, Kokos- oder Hirse-Milch (bzw. -Drink). Der Qualitätsstandard ist unterschiedlich, manche sind gesüßt, mit Geschmacksnoten versehen (Erdbeere, Vanille, Schokolade), und manche enthalten Emulgatoren. Probieren Sie verschiedene Sorten aus, Sie werden sicher Ihre Lieblings-»Milch« finden. Für aufgeschäumte Milch eignet sich Sojamilch am besten.

Kokosmilch ist zum Kochen, für Süßspeisen oder auch für Eis eine sehr gute Alternative. Sie ist reich an natürlichem Vitamin C und hat einen günstigen Einfluss auf Energiegewinnung und Schadstoffabbau im Körper. Die enthaltene Laurinsäure (ist auch in Muttermilch enthalten) wirkt gegen Viren, Bakterien und Protozoen, die enthaltene Caprinsäure hat eine antimikrobielle Wirkung und schützt auch gegen Pilze.

Mandelmilch ist eine Mischung aus geriebenen Mandeln und Wasser. Sie können Mandelmilch selber herstellen, indem Sie Mandelmus mit Wasser verrühren oder frisch gemahlene Mandeln rösten und dann mit Wasser verrühren. Mandeln sind von Natur aus reich an Kalzium, Magnesium und Kupfer und enthalten große Mengen der Vitamine B und E.

Sojamilch ist ein aus Sojabohnen hergestelltes Getränk. Die Flüssigkeit wird durch Einweichen trockener Sojabohnen hergestellt, die anschließend vermahlen, mit Wasser vermischt, aufgekocht und filtriert werden. Da es Sojamilch an den Vitaminen B_{12}, B_2 und an Kalzium mangelt, reichern viele Hersteller ihre Produkte damit an. Sojamilch enthält Isoflavone, die in hohen Dosen als Phytoöstrogene (pflanzliche Hormone) wirken. Vor allem Männer sollten aufgrund der Hormonwirksamkeit nicht Unmengen von Sojaprodukten verzehren.

Woche 1 und 2

Regeneration für Ihren Darm

Reissuppe (Congee)

4–6 Portionen

ZUTATEN

1 Tasse Naturreis
10 Tassen Wasser
2 Scheiben Ingwer
4 Kardamomkapseln

ZUBEREITUNG

1. Reis mit Wasser, Ingwerscheiben und Kardamomkapseln aufkochen und dann auf kleiner Flamme 2 Stunden köcheln lassen. Da die Herdplatten unterschiedlich Hitze abgeben, bitte beim ersten Mal hin und wieder nachsehen, damit der Reis nicht anbrennt. Bei Bedarf weitere Flüssigkeit zugeben.

2. Die fertige Reissuppe kann je nach Bedarf verfeinert werden: Zum Beispiel Gemüse nach Saison wie Karotten oder Zucchini kurz braten oder dünsten und hinzugeben. Man kann die Reissuppe auch mit 30 g Kürbiskernen (ganz) verfeinern oder mit einem Spiegelei, dann sättigt sie besser.

Das Congee kann im Kühlschrank 4–5 Tage aufbewahrt werden. Einfach nach Bedarf 1–2 Schöpfer davon nehmen und süß oder pikant zubereiten. Mit 1 EL Leinöl pro Portion servieren.

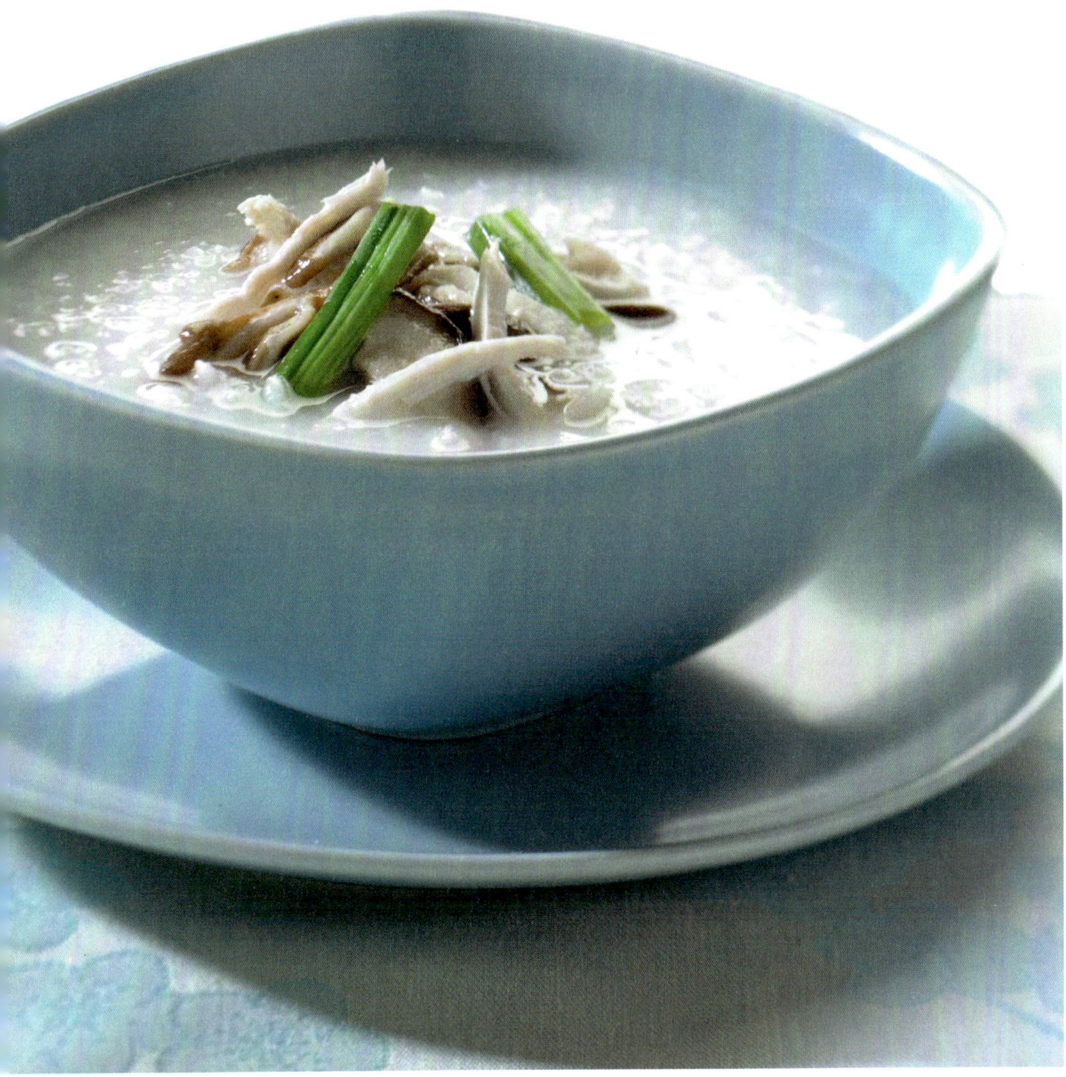

Reissuppe mit Zucchini

2 Portionen

ZUTATEN

700 ml Gemüsebrühe
100 g Langkornreis
Ein paar Zweige frischer (Zitronen-)Thymian
250 g Zucchini
Saft von 1/2 Zitrone
Schale einer Zitrone (unbehandelt)
Pfeffer
1 Prise Salz
2 Umeboshi-Pflaumen

ZUBEREITUNG

1. In einem mittelgroßen Topf die Brühe mit Reis und Thymianzweigen – zwei Zweige zum Garnieren auf die Seite legen – erhitzen. Den Reis etwa 15 Minuten weich kochen.

2. Zucchini waschen und in Würfel schneiden. Zitrone waschen, die Schale fein abreiben und den Saft einer halben Zitrone auspressen.
Die Zucchiniwürfel in die Reissuppe geben und 3–5 Minuten weich kochen. Mit Salz, Pfeffer, Zitronensaft und Zitronenschale abschmecken und die Suppe mit Thymian garniert servieren. Zu der Suppe je eine Umeboshi-Pflaume reichen.

Die Suppe kann auch mit anderen Gemüsesorten zubereitet werden, z. B. mit Maiskörnern, klein geschnittenem Rettich, Kürbiswürfeln oder Karotten. Auch bei den Kräutern sind der Fantasie keine Grenzen gesetzt: frische Petersilie, Dille, Basilikum, Schnittlauch oder Koriander geben Aroma und Geschmack.

Hirse-Gemüsesuppe

2 Portionen

ZUTATEN

100 g Hirse
600 ml Wasser
2 Karotten
1 kleine Sellerieknolle
2 Frühlingszwiebeln
Pfeffer
1 Prise Salz
1/2 Bund Petersilie
1 TL Paprikapulver, edelsüß

ZUBEREITUNG

1. In einem Topf Hirse mit Wasser erhitzen. Karotten putzen und in Scheiben schneiden, Sellerie schälen und in kleine Würfel schneiden. Die Frühlingszwiebeln waschen, in feine Ringe schneiden und mit dem Gemüse in den Topf geben. Mit Pfeffer und Salz abschmecken.

2. Die Suppe zugedeckt bei schwacher Hitze 25 bis 30 Minuten kochen. Die Petersilie waschen, fein hacken und mit dem Paprikapulver zur Suppe geben. Die Suppe nochmals gut durchrühren und heiß servieren.

Linsen-Gemüse-Congee

2 Portionen

ZUTATEN

500 ml Kochwasser
50 g Langkornreis
1 kleines Stück Ingwer, fein gerieben
50 g rote Linsen
200 g Gemüse der Saison (Spinat, Karotten, Stangensellerie, Kürbis, Fenchel, Champignons, Austernpilze, Chinakohl)
1 EL Sesamöl
Pfeffer
1 EL Sojasauce
Saft einer halben Zitrone
1/2 TL Paprikapulver, edelsüß
1/2 Bund Petersilie
1 Prise Bockshornkleesamenpulver
1 EL Sesamsamen

ZUBEREITUNG

1. In einem Topf etwa einen halben Liter Wasser erhitzen. Reis und geriebenen Ingwer zugeben, rote Linsen heiß abspülen und ebenfalls in den Topf geben. Bei geringer Hitze etwa 1 Stunde zugedeckt zu einem Congee einkochen. Hin und wieder umrühren und bei Bedarf noch etwas Wasser zugeben.

2. Gemüse waschen und in feine Streifen schneiden. Sesamöl in einer beschichteten Pfanne oder einem Wok gut erhitzen. Gemüse unter Rühren einige Minuten bissfest garen. Mit Pfeffer, Sojasauce, Zitronensaft und Paprikapulver abschmecken.

3. Petersilie fein hacken. Das Congee mit gehackter Petersilie und 1 Prise Bockshornkleesamenpulver würzen und auf zwei Schüsseln verteilen. Gemüse separat oder direkt auf dem Congee anrichten. Mit Sesamsamen bestreut servieren.

Hühnerkraftsuppe

2 Portionen

ZUTATEN

1 Hühnerbrust mit Knochen
1 Hühnerkeule
2 Karotten
2 Pastinaken- oder Petersilienwurzeln
1/2 Sellerieknolle
2 Scheiben Ingwer
4 Kardamomkapseln
1 Sternanis
1 Bund Petersilie
2 Zitronenscheiben
1 TL Wacholderbeeren
1 Prise Salz

Kraftsuppen sind durch ihre lange Kochzeit besonders stärkend. Sämtliche Zutaten werden nach dem Kochvorgang entsorgt, da sie ihre Kraft an die Suppe abgegeben haben. Kraftsuppen enthalten viele Mineralstoffe, sind leicht verdaulich und gut bekömmlich. Durch die Zugabe von frischem Gemüse, Kräutern, Getreide und Fleisch werden sie rasch zu einer vollwertigen Mahlzeit.

ZUBEREITUNG

1. Einen großen Topf mit Wasser erhitzen und die Hühnerteile 2 bis 3 Minuten aufkochen. Hühnerteile dann in einem Sieb abseihen, Topf vom Schaum reinigen und die Hühnerteile mit frischem Wasser (ca. 3 Liter) neu aufsetzen.

2. Gemüse putzen, grob würfeln und zur Suppe geben. Ingwerscheiben, Kardamomkapseln, Sternanis, Petersilie, Zitronenscheiben, Wacholderbeeren und eine Prise Salz zugeben. Eventuell entstehenden Schaum abschöpfen. Die Suppe auf kleiner Flamme etwa 1 Stunde köcheln lassen.

3. Hühnerteile herausnehmen, das Fleisch in einer Schüssel beiseitestellen und die Knochen zurück in die Suppe geben. Weitere 1,5 bis 2 Stunden köcheln lassen.

4. Die Suppe abseihen und alle ausgekochten Zutaten wegwerfen. Die klare Suppe heiß in Schraubgläser abfüllen, verschließen, kurz »auf den Kopf« stellen und nach dem Auskühlen im Kühlschrank aufbewahren.

Diese Suppenessenz ist die Basis für frische Suppenmahlzeiten. Dazu Hühnerbrühe erwärmen und frisches Gemüse nach Saison (z. B. Stangensellerie, Karotten, Chinakohl, Erbsenschoten, Zucchini) kurz darin erhitzen. Gekochtes Hühnerfleisch und gekochten Reis beigeben, und schon ist eine sättigende Suppenmahlzeit fertig. Die Suppe kann auch getrunken werden.

Orientalische Eier – Shakshuka

2 Portionen

ZUTATEN

1 Zwiebel
1–2 Knoblauchzehen
1 roter Paprika
2 EL Olivenöl
3 große Fleischtomaten
Chili nach Geschmack
1 TL Kreuzkümmel, gemahlen
1/2 TL Zimt, gemahlen
1/2 TL Kardamom, gemahlen
Salz
Pfeffer
4 Eier
Petersilie oder Schnittlauch zum Garnieren

ZUBEREITUNG

1. Zwiebel und Knoblauch schälen und fein hacken. Paprika waschen, entkernen und in kleine Würfel schneiden. Olivenöl erhitzen, Zwiebel, Knoblauch und Paprikawürfel anbraten. Tomaten würfeln und mit den Gewürzen zugeben, alles aufkochen und bei kleiner Hitze ca. 20 Minuten einkochen. Gut umrühren und in der Mitte eine Mulde machen.

2. Eier in die Mulde aufschlagen, Deckel draufgeben und die Eier bei niedriger Hitze garen. Mit Petersilie oder Schnittlauch garniert servieren.

Zum Würzen eine **Ras-El-Hanout-Würzmischung** verwenden oder auf Vorrat zubereiten. Dazu folgende Gewürze vermischen, ganze Körner gegebenenfalls frisch mahlen und die Gewürzmischung in einem Schraubglas aufbewahren: 2 EL Koriander, 2 EL schwarze Pfefferkörner, 2 EL Zimt, 1 EL Kreuzkümmel, 1 EL Ingwer, 1 EL Cayennepfeffer, 1 EL Piment, 1/2 EL Muskat, 1/2 EL Anis, 1/2 EL Gewürznelken, 1/2 EL Kardamom, 1/2 EL Kurkuma.

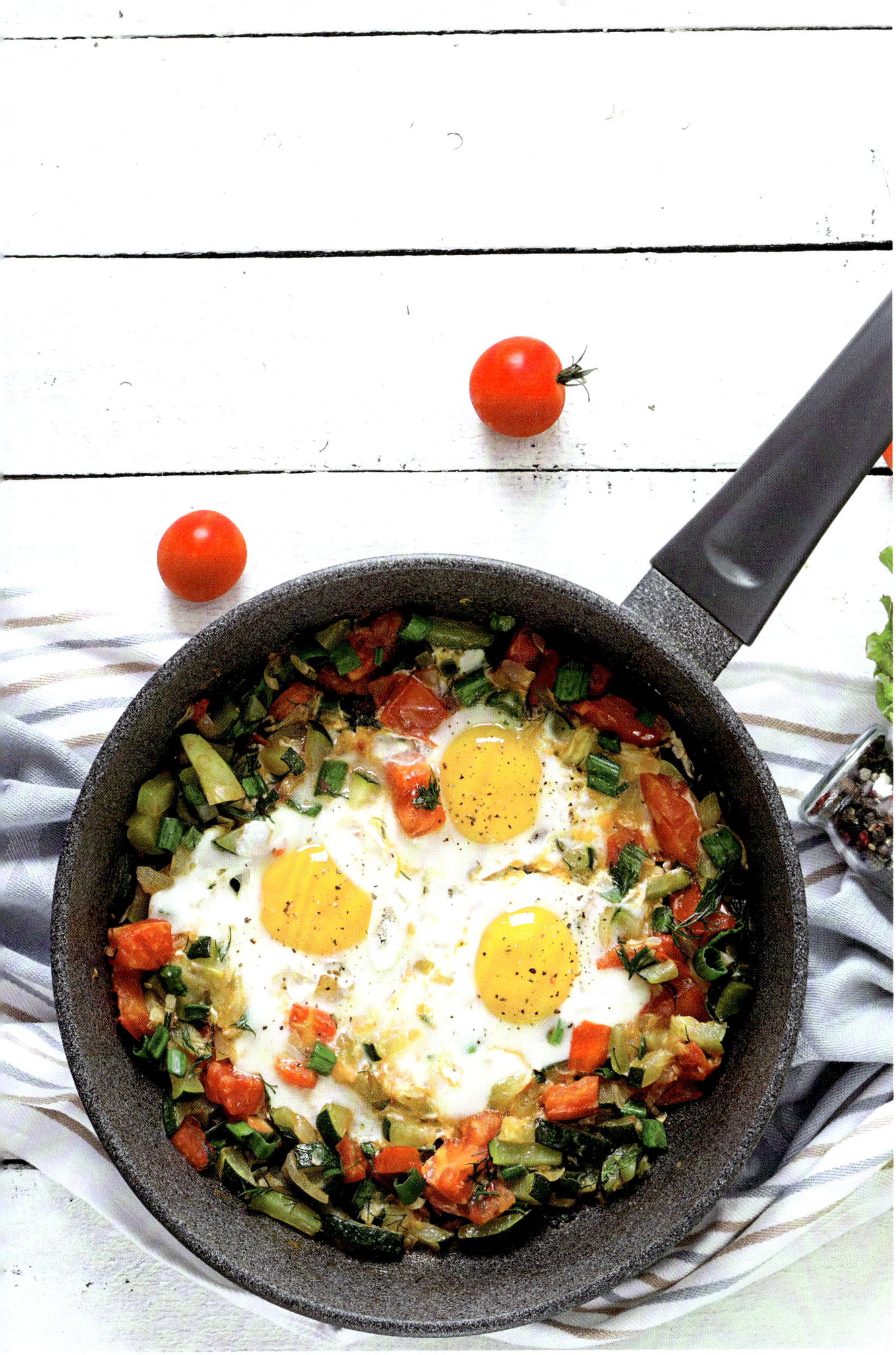

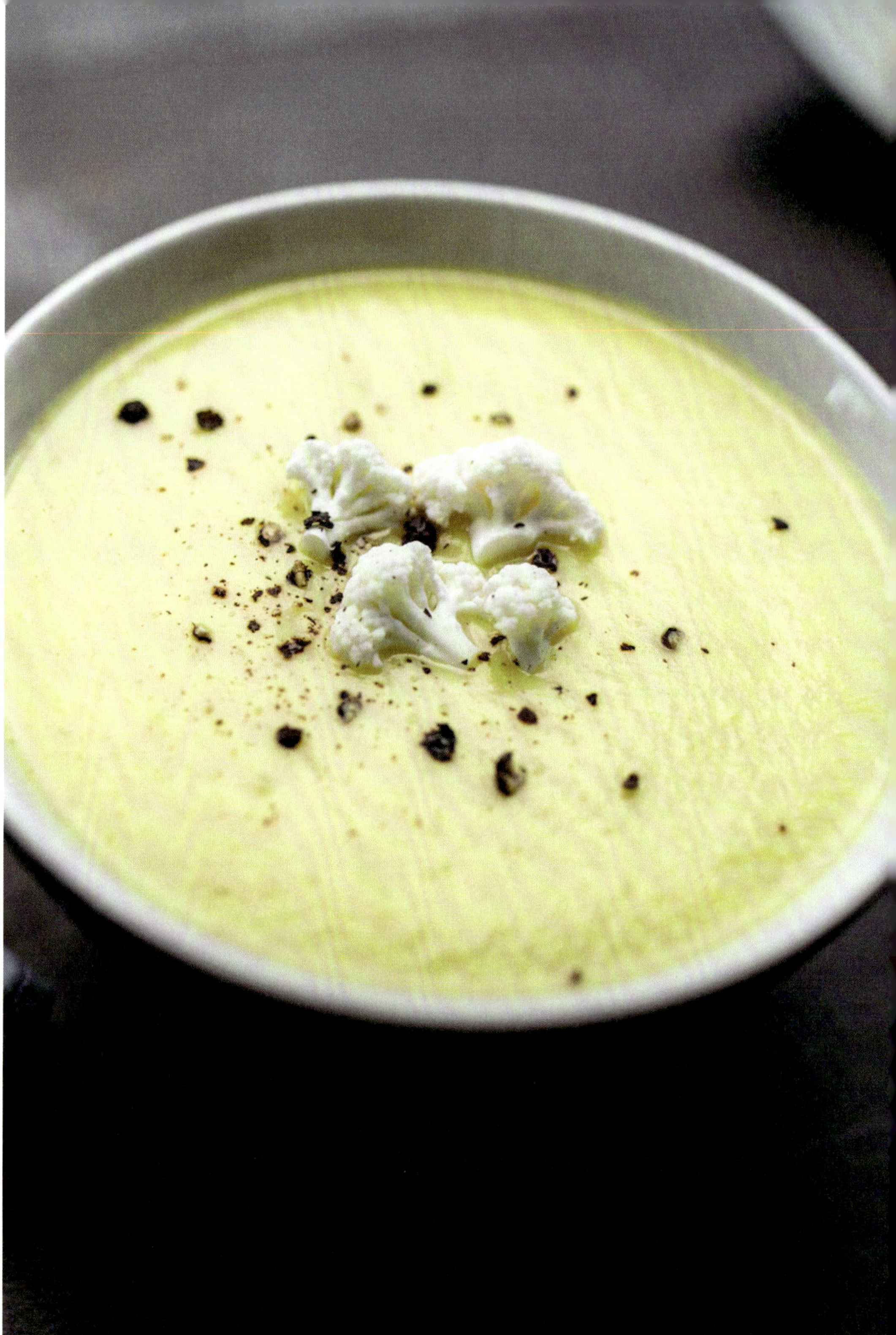

Karfiolsuppe mit Polenta

2–3 Portionen

ZUTATEN

750 ml Wasser
1 kleiner Karfiol (Blumenkohl)
1/2 EL Anissamen
100 g Polenta (Maisgrieß)
Pfeffer
1/2 TL Ingwer, gerieben
1 Prise Salz
Saft von 1/2 Zitrone
Paprikapulver oder Kurkuma
Optional: mit 150 ml Kokosmilch verfeinern
Frische Kräuter zum Garnieren
(z. B. Petersilie)

ZUBEREITUNG

1. Wasser in einem Topf erhitzen. Karfiol vom Strunk trennen, waschen und in kleine Stücke schneiden. Karfiolstücke, Anissamen und Polenta im Wasser aufkochen. Mit Pfeffer, geriebenem Ingwer, Salz, Zitronensaft und Paprikapulver oder Kurkuma abschmecken. Optional mit Kokosmilch verfeinern.

2. Die Suppe 10–15 Minuten kochen, bis der Karfiol weich ist. Hin und wieder umrühren, damit die Polenta nicht am Topfboden klebt. Topf vom Herd nehmen und die Suppe mit dem Stabmixer pürieren und mit frischen Kräutern garnieren.

Bunte Gemüsepfanne mit Quinoa

2 Portionen

ZUTATEN

1 Tasse Quinoa
2 Tassen Wasser
4 Stangen Sellerie
2 Karotten
150 g Champignons
1 Handvoll Karfiolröschen (Blumenkohlröschen)
2 Handvoll Blattspinat
1 (Frühlings-)Zwiebel
2 EL Olivenöl
Pfeffer
1 Prise Salz
etwas Gemüsebrühe
1 Prise Kurkumapulver
1 EL Basilikum, getrocknet
1 Bund Petersilie

ZUBEREITUNG

1. Quinoa waschen und mit der doppelten Menge Wasser in einem Topf aufkochen. Zugedeckt auf kleiner Flamme 15–20 Minuten weich kochen.

2. In der Zwischenzeit das Gemüse putzen und in Scheiben schneiden. Blattspinat waschen und grobe Stiele entfernen. Zwiebel in dünne Scheiben schneiden.

3. Olivenöl in einer großen Pfanne oder einem Topf erhitzen. Zwiebel kurz anrösten und dann Karfiol und Karotten, später die Champignons zugeben, kurz dünsten. Zum Schluss den Blattspinat unterheben, mit Pfeffer und Salz abschmecken. Bei Bedarf etwas Gemüsebrühe zugießen, mit Kurkuma und Basilikum würzen und unter Umrühren 5–10 Minuten durchrösten.

4. Die Petersilie waschen, fein hacken und zum Schluss unterheben. Gemüse mit Quinoa servieren.

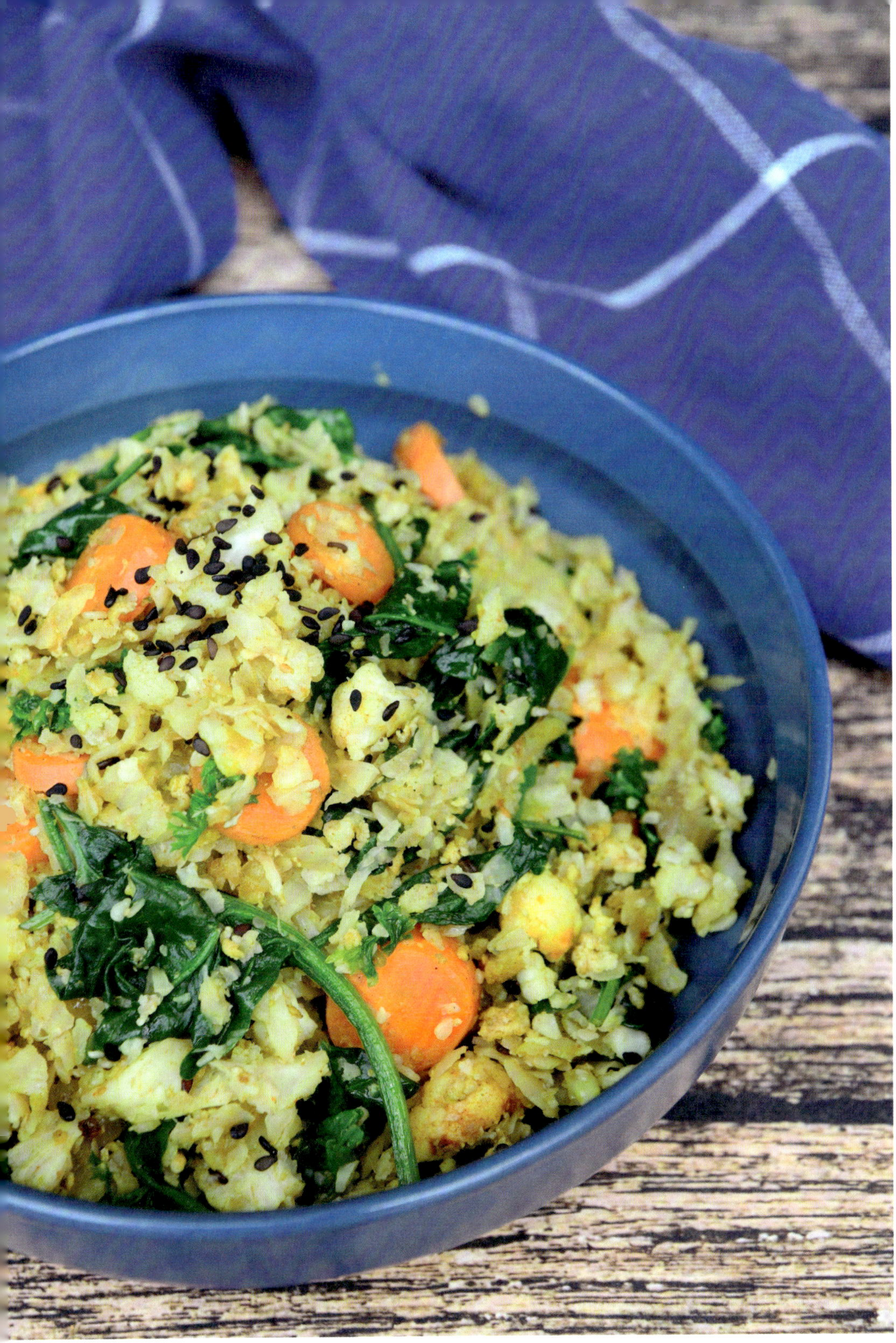

Chinakohl-Hirse-Rouladen

2 Portionen

ZUTATEN

1 kleine Zwiebel
2 Karotten
200 g Champignons
1 EL Rapsöl
Pfeffer aus der Mühle
1/2 TL Korianderpulver
Salz
200 g Sojasprossen
1/2 Chilischote, fein gehackt
200 g Hirse, gekocht
8 Chinakohlblätter
1 Knoblauchzehe
6 EL Sojasoße
1 TL Umeboshi-Mus

ZUBEREITUNG

1. Zwiebel schälen und fein hacken. Karotten waschen, putzen und in sehr dünne Streifen schneiden. Champignons putzen und in dünne Scheiben schneiden. Rapsöl in einer Pfanne erhitzen. Zwiebel anbraten und dann die Karotten und Champignons zugeben. Mit Pfeffer, Koriander und Salz abschmecken. Zum Schluss die Sojasprossen und die gehackte Chilischote zugeben. Alles gut durchmischen und kurz dünsten. Die gekochte Hirse zugeben und alles nochmals abschmecken.

2. Chinakohlblätter waschen und in kochendem Wasser kurz blanchieren. Die Blätter nacheinander mit etwas Gemüse-Hirse-Mischung füllen und zu kleinen Rouladen einrollen. Die Rouladen entweder im Gemüseeinsatz, Bambuskorb oder Dampfgarer etwa 5 Minuten dämpfen.

3. Knoblauchzehe schälen und fein hacken oder pressen. Mit Sojasoße und Umeboshi-Mus zu einer Soße verrühren und zu den Rouladen reichen.

Spargel-Geschnetzeltes mit Kartoffelpuffer

2 Portionen

ZUTATEN

500 g Kartoffeln
1 Ei
Pfeffer
1 TL Majoran, gerebelt
Salz
2 EL Rapsöl
500 g Spargel (weiß und/oder grün)
1 kleine Zwiebel
125 g Kräuterseitlinge oder Austernpilze
1 EL Olivenöl
75 ml Gemüsebrühe
50 g Doppelrahmfrischkäse oder Sojasahne
Schale und Saft von 1/2 Zitrone
20 g Parmesan

Der **Kräuterseitling** hat ein zartes Aroma und erinnert in der Konsistenz an Steinpilze. Er ist sehr vielseitig verwendbar und zeichnet sich durch einen für Gemüse hohen Eiweißanteil aus (4,4 g auf 100 g). Im Gegensatz zu anderen Pilzen bleibt sein Fleisch auch nach dem Kochen oder Braten bissfest und behält seine feste Konsistenz.

ZUBEREITUNG

1. Für die Kartoffelpuffer die Kartoffeln waschen, schälen und raspeln. Ei, Pfeffer, Majoran und Salz untermengen. Falls die Masse zu flüssig ist, etwas Dinkelmehl zugeben.

2. Rapsöl in einer beschichteten Pfanne erhitzen. Darin nacheinander mit einem Löffel Kartoffelmasse einlaufen lassen. Die Kartoffelpuffer von jeder Seite etwa 6–7 Minuten goldbraun braten. Anschließend im Backofen warmhalten.

3. Für das Geschnetzelte weißen Spargel schälen, bei grünem Spargel nur die Enden abschneiden, den Spargel dann in etwa 2 cm große Stücke schneiden. Zwiebel schälen und fein würfeln. Pilze putzen und in mundgerechte Stücke schneiden.

4. Das Olivenöl erhitzen und die Zwiebel darin anschwitzen, dann Spargel und Pilze dazugeben und kräftig anbraten. Mit Pfeffer und Salz würzen. Mit Gemüsebrühe aufgießen und den Frischkäse unter Rühren darin auflösen.

5. Zitrone heiß abspülen und etwas Schale abreiben. Die Zitrone auspressen. Geschnetzeltes mit Pfeffer, Salz und Zitronensaft nochmals abschmecken. Parmesan darüberhobeln und etwas Zitronenschale darüberstreuen. Mit den Kartoffelpuffern servieren.

Kartoffel-Gemüse-Gulasch mit Räuchertofu

2 Portionen

ZUTATEN

200 g Kartoffeln
1 Zucchini oder 4 Stangen Sellerie
1/2 Stange Lauch oder
1/2 Bund Frühlingszwiebeln
4 Tomaten (oder 1 Dose Tomatenwürfel)
200 g Räuchertofu
1 EL Olivenöl
1/2 TL Ingwer, gerieben
300 ml Wasser
1 EL Paprikapulver
Pfeffer
Salz
1 EL Apfelessig

ZUBEREITUNG

1. Kartoffeln waschen, schälen und vierteln. Zucchini bzw. Stangensellerie waschen, der Länge nach halbieren und in Scheiben schneiden. Lauch bzw. Frühlingszwiebeln waschen und in dünne Ringe schneiden. Tomaten und Räuchertofu in Würfel schneiden.

2. Olivenöl in einem Topf erhitzen, Lauch bzw. Frühlingszwiebeln anbraten. Kartoffeln und geriebenen Ingwer zugeben und mit Wasser aufgießen. Tomatenwürfel zugeben und mit Paprikapulver würzen. Zugedeckt 10 Minuten kochen.

3. Die Zucchinistücke unterrühren, mit Pfeffer, Salz und Essig würzen. Zum Schluss die Tofuwürfel hinzufügen und weitere 5 Minuten kochen. Bei Bedarf nochmals abschmecken und servieren.

Dinkel-Petersil-Nockerl mit Kürbissoße

2 Portionen

ZUTATEN

1/2 Bund Petersilie
2 Eier
100 g Dinkelmehl
100 ml (Soja-, Hafer-)Milch
Pfeffer
Salz
500 g Hokkaidokürbis
1 Zwiebel
2 Zweige Basilikum
2 EL Rapsöl
1/8 l Wasser (oder Gemüsebrühe)

Hinsichtlich des Gehalts an essenziellen Aminosäuren übertrifft **Dinkel** die meisten Weizenarten, wodurch heiter stimmende Hormone angeregt werden. Weiters enthält Dinkel die Vitamine B1 und B2, Kalium, Kalzium, Magnesium sowie die Spurenelemente Zink, Eisen, Mangan und Kupfer. Ungewöhnlich ist der hohe Gehalt an Kieselsäure, die sich positiv auf Denkvermögen und Konzentration sowie die Gesundheit von Haut, Haaren und Nägeln auswirkt.

ZUBEREITUNG

1. Petersilie waschen und fein hacken. Eier, Dinkelmehl, (Soja-)Milch, Pfeffer, Salz und Petersilie zu einem Teig verarbeiten und mindestens 15 Minuten rasten lassen.

2. Für die Kürbissoße den Hokkaidokürbis waschen und samt Schale klein würfelig schneiden. Zwiebel schälen und fein hacken. Vier Basilikumblätter zum Garnieren zur Seite legen. 2 EL Rapsöl in einem Topf erhitzen. Zwiebel darin glasig dünsten. Kürbis und Wasser (oder Gemüsebrühe) dazugeben und weich dünsten. Mit Pfeffer und Salz abschmecken und mit dem Stabmixer fein pürieren. Basilikum fein schneiden und die Soße damit verfeinern.

3. In einem großen Topf Salzwasser erhitzen und mit einem Spätzlehobel den Dinkelteig einrinnen lassen. Die Nockerl leicht wallend kochen. Sie sind fertig, wenn sie an der Oberfläche schwimmen. In einem Sieb abschwemmen, kurz mit kaltem Wasser abschrecken und die Nockerl mit der Kürbissauce anrichten. Mit Basilikum bestreut garnieren.

Hirse-Kürbis-Bratlinge

2 Portionen

ZUTATEN

1 Tasse Hirse
2 Tassen Wasser oder Gemüsebrühe
300 g Kürbis
1/2 Stange Lauch
2 Eier
1/2 Tasse Haferflocken
2–3 EL Dinkelmehl
1 Prise Salz
1/2 Bund Petersilie
1 Bund Basilikum
Rapsöl (zum Braten)
2 TL Senf, mittelscharf
1–2 Zweige Pfefferminze
150 ml (Soja-)Joghurt

ZUBEREITUNG

1. Hirse mit Wasser aufkochen und bei kleiner Hitze zugedeckt etwa 20 Minuten weich kochen.

2. Kürbis schälen, in kleine Stücke schneiden, in wenig Wasser oder im Dampfgarer weich dünsten und anschließend pürieren.

3. Lauch waschen, in dünne Scheiben schneiden und fein hacken. Die gekochte Hirse mit Kürbismus, Eiern, Lauch, Dinkelmehl und Haferflocken vermischen. Mit Salz abschmecken. Petersilie und Basilikum fein hacken und unterheben.

4. Rapsöl in einer beschichteten Pfanne erhitzen und nach und nach 2 EL der Masse in die Pfanne geben, mit dem Löffel flach drücken und auf beiden Seiten goldgelb braten.

5. Für die Soße Senf, gehackte Pfefferminze, Salz und Joghurt vermischen und zu den Bratlingen servieren.

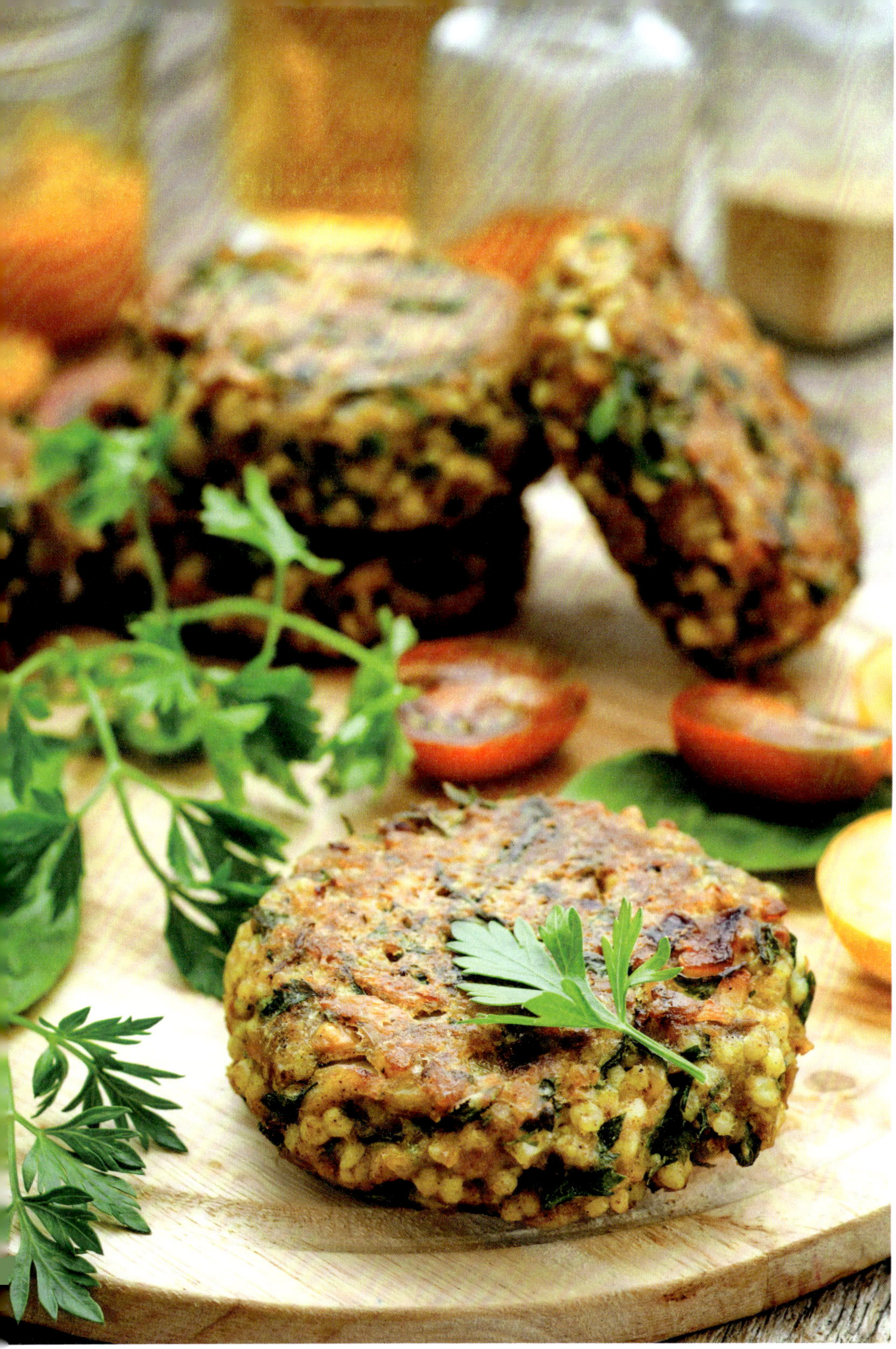

Kürbisgemüse mit Huhn

2 Portionen

ZUTATEN

300 g Kürbis (z. B. Butternuss)
200 g Karotten
2 Frühlingszwiebeln
2 EL Rapsöl
Pfeffer
Salz
1 TL Paprikapulver, edelsüß
250 g Hühnerfilet
150 g Gemüsebrühe oder Wasser
1/2 Bund Petersilie

ZUBEREITUNG

1. Kürbis und Karotten schälen und in mittelgroße Würfel schneiden. Frühlingszwiebeln in Röllchen schneiden. Rapsöl in einem Topf erhitzen. Zwiebeln und Gemüse darin anbraten, mit Pfeffer, Salz und Paprikapulver abschmecken.

2. Hühnerfilet in Streifen oder Würfel schneiden und zum Gemüse geben. Bei Bedarf noch etwas Wasser zugeben und zugedeckt 12–15 Minuten dünsten. Petersilie waschen, fein hacken und über dem Gemüse verteilen.

Als Beilage Petersilkartoffeln oder gekochtes Getreide (z. B. Hirse, Quinoa, Reis mit Amarant) servieren.

Süßkartoffel-Gröstl mit Pute

2 Portionen

ZUTATEN

300 g Süßkartoffeln
300 g Karotten
500 ml Wasser
1 kleine Zwiebel
250 g Putenfilet
100 g Champignons
2 EL Rapsöl
2 Zweige Thymian
Pfeffer
Salz
1 TL Paprikapulver, edelsüß

ZUBEREITUNG

1. Süßkartoffeln und Karotten schälen, in Scheiben schneiden und in etwas Salzwasser für 7–10 Minuten bissfest kochen.

2. Zwiebel schälen und fein hacken. Putenfilet in Streifen schneiden. Champignons putzen und vierteln.

3. Rapsöl in einer Pfanne erhitzen, Zwiebel andünsten, anschließend Putenstreifen dazugeben und scharf anbraten. Champignons dazugeben und kurz anbraten. Süßkartoffeln und Karotten dazugeben und alles gut durchmischen. Bei Bedarf etwas Wasser oder Gemüsebrühe zugeben. Thymian vom Zweig abrebeln und unter das Gröstl mengen. Mit Pfeffer, Salz und Paprikapulver abschmecken.

Die **Süßkartoffel** (auch Batate genannt) stammt ursprünglich aus Südamerika. Die Knolle ist sehr stärkehaltig und hat einen süßen, kastanienartigen Geschmack. Die kräftig orange Farbe verdankt die Süßkartoffel dem hohen Beta-Carotin-Gehalt. Außerdem enthält Süßkartoffel reichlich Vitamin E und Vitamin C, Magnesium und Eisen. Sie eignet sich – wie Kartoffeln – gut für Suppen, Eintöpfe oder Püree.

Spargel-Risotto mit Huhn

2 Portionen

ZUTATEN

4 EL Olivenöl
1 Tasse Rundkornreis
Ca. 500 ml Gemüsebrühe oder Hühnerbrühe, alternativ heißes Wasser und 1 Brühwürfel (idealerweise ohne Glutamat)
1 daumengroßes Stück Ingwer
500 g Spargel, grün
Salz
Pfeffer
200 g Hühnerfilet
1/2 Bund Petersilie

ZUBEREITUNG

1. 2 EL Olivenöl in einem großen Topf erhitzen. Brühe ebenfalls erhitzen. Rundkornreis im Öl andünsten, bis er glasig ist und nach und nach mit der heißen Brühe aufgießen. Unter Rühren Risotto kochen; sobald die Flüssigkeit verdampft ist, Brühe nachgießen.

2. Ingwer fein hacken. Spargel waschen und in ca. 2 cm lange Stücke schneiden. Ingwer und Spargel zum Reis geben und Risotto etwa 10 Minuten weich kochen. Mit Salz und Pfeffer abschmecken.

3. Hühnerfleisch waschen, trocken tupfen und in 2 cm breite Streifen schneiden. Restliches Olivenöl in einer Pfanne erhitzen und Hühnerfleisch darin braten. Mit Salz und Pfeffer würzen. Petersilie fein hacken und zum Risotto geben, eventuell nochmals abschmecken.

4. Risotto mit Hühnerstreifen servieren.

Für eine **vegetarische Variante** mit gebratenem Tofu oder einem Spiegelei servieren.

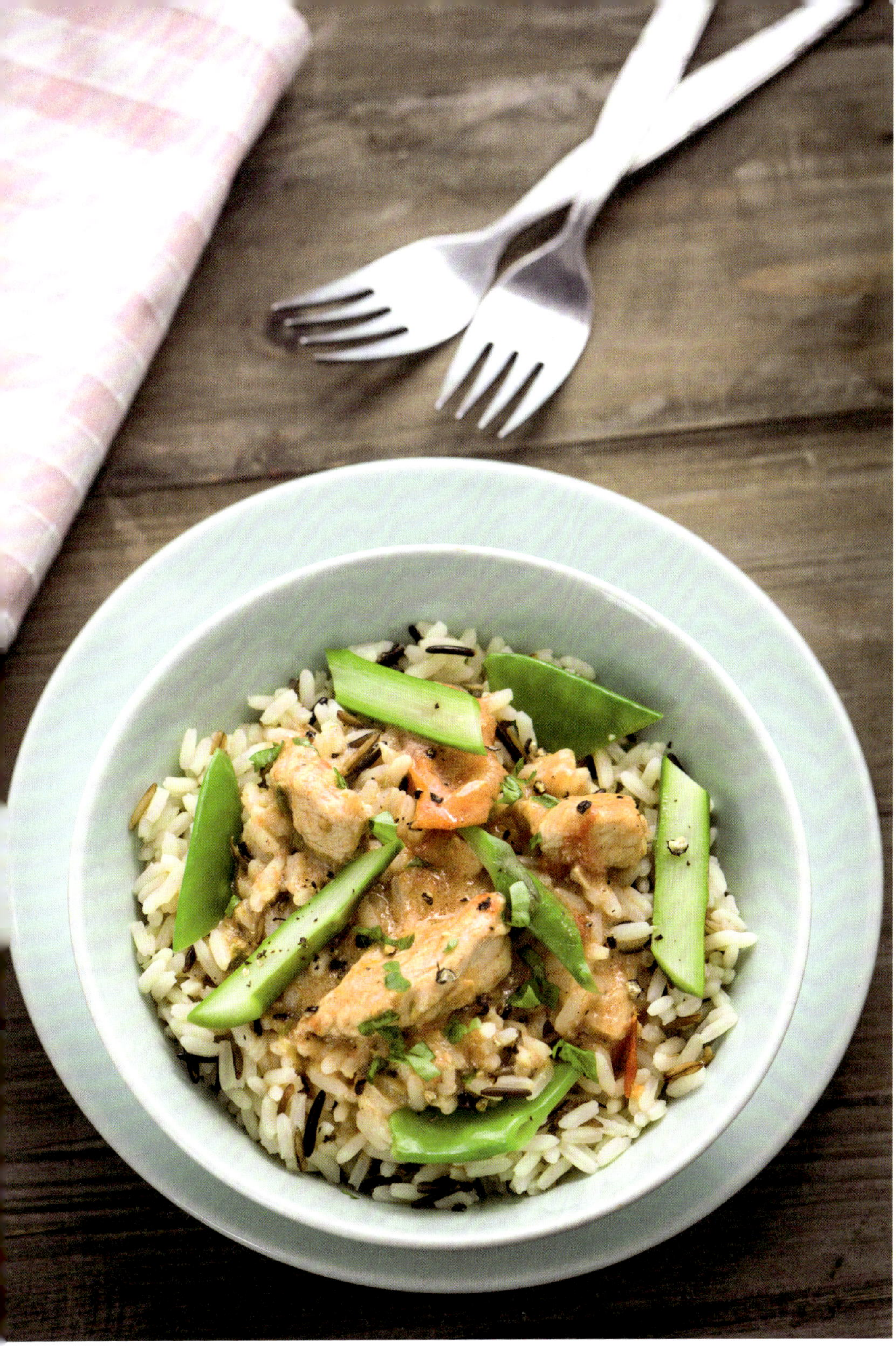

Gebratene Gurke mit Fisch und Kartoffeln

2 Portionen

ZUTATEN

500 g Kartoffeln
1 TL Kümmel
2 kleine Salatgurken
1/2 rote Paprikaschote
1 Knoblauchzehe
1 EL Rapsöl
1/2 Bund frische Minze oder Petersilie
Pfeffer
1 Prise Salz
250 g Fischfilets
(Saibling, Zander, Lachs, Forelle etc.)
50 ml Weißwein oder Saft einer Zitrone
1/2 TL Paprikapulver, edelsüß

ZUBEREITUNG

1. Kartoffeln schälen, halbieren oder vierteln und mit Kümmel 15–20 Minuten weich kochen.

2. Die Gurken waschen, Enden abschneiden und halbieren. Wenn die Kerne sehr groß sind, mithilfe eines Kaffeelöffels aus den Gurken herausschaben. Bei kleinen Kernen können diese ruhig mitgegessen werden. Die Gurken schräg in etwa 1 cm breite Stücke schneiden. Paprika waschen und in feine Streifen schneiden. Knoblauch schälen und fein hacken. Das Rapsöl in einer Pfanne erhitzen. Gurken, Paprikastreifen und Knoblauch in der Pfanne bissfest garen.

3. Die Pfefferminze oder Petersilie waschen und fein hacken. Das Gurkengemüse mit der Minze oder Petersilie vermischen, mit Pfeffer und Salz abschmecken und auf zwei Tellern verteilen.

4. Die Fischfilets pfeffern und salzen. Den Bratrückstand mit Weißwein oder Zitronensaft ablöschen und die Fischfilets in diesem Saft kurz dünsten. Mit Paprikapulver abschmecken. Die Fischfilets auf dem Gemüse anrichten und mit Kartoffeln heiß servieren.

Es erscheint auf den ersten Blick ungewöhnlich, **Gurken zu kochen**. Gegart wirken sie jedoch weniger kühlend und werden bei »Verdauungsschwäche« besser vertragen.

Gemüsesuppe mit Fisch

2 Portionen

ZUTATEN

1 Fenchelknolle
3 Karotten
1 Knoblauchzehe
1 Zwiebel
1 Briefchen Safranfäden
Pfeffer
1 Prise Salz
300 g Tomaten
2 Fischfilets
(Lachs, Wels, Zander, Forelle)
Saft von 1 Zitrone
1/2 Bund Basilikum

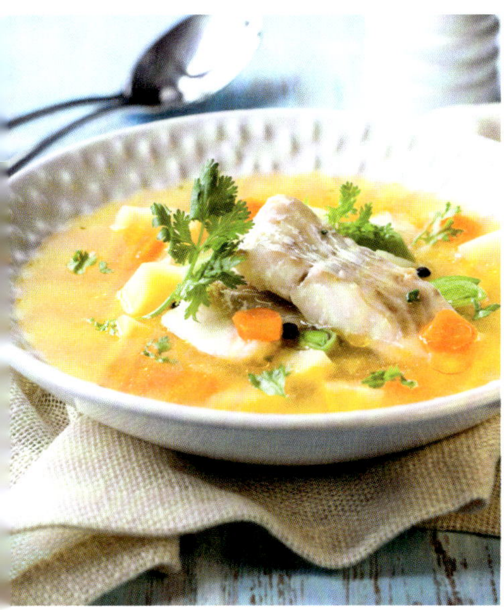

ZUBEREITUNG

1. Den Fenchel waschen, putzen, halbieren, den Strunk herausschneiden und die Knolle in feine Streifen schneiden. Die Karotten putzen und in dünne Scheiben schneiden. Knoblauch und Zwiebel schälen und fein hacken. Wasser mit den Safranfäden in einem Topf erhitzen. Fenchel, Karotten, gehackte Zwiebel und Knoblauch zugeben und aufkochen. Mit Pfeffer und Salz abschmecken. Die Tomaten waschen und in grobe Stücke schneiden, in die Gemüsesuppe geben, gut durchrühren und 10 Minuten dünsten.

2. Die Fischfilets waschen und mit einem scharfen Messer von der Haut befreien, dann in Würfel schneiden und in die Gemüsesuppe geben. Mit Zitronensaft beträufeln und zugedeckt 5–7 Minuten bei mittlerer Hitze leicht kochen.

3. Basilikum waschen, trocken schütteln und die Blätter fein hacken. Die Gemüsesuppe mit den Fischfilets in tiefen Tellern anrichten und mit Basilikum bestreut servieren.

Dazu **schmeckt eine Scheibe Brot oder gekochtes Getreide** (Reis, Hirse, Quinoa).

Huhn mit Chinakohl-Maroni-Gemüse

2 Portionen

ZUTATEN

250 g Hühnerfilet
1 Karotte
2 Frühlingszwiebeln
4 Blätter Chinakohl (ca. 300 g) oder Pak Choi
2 EL Rapsöl
1 Prise Kurkumapulver
2 Scheiben Ingwer
10 geschälte Maroni (Esskastanien), vorgegart
Pfeffer
Salz
3 EL Sojasoße
1 Tasse Gemüsebrühe

ZUBEREITUNG

1. Hühnerfleisch in kleine Würfel oder Streifen schneiden. Karotte putzen und in Scheiben schneiden. Frühlingszwiebeln putzen und ebenfalls in Scheiben schneiden. Chinakohl waschen und in etwa 2 cm breite Streifen schneiden. Eine große Pfanne oder einen Wok mit dem Öl erhitzen. Hühnerfleisch darin scharf anbraten und mit Kurkuma würzen.

2. Karotten, Frühlingszwiebeln und Ingwer beigeben und alles unter Rühren anbraten. Nach etwa 5 Minuten die Maroni und den Chinakohl zugeben, kurz anbraten, mit Pfeffer, Salz und Sojasoße abschmecken. Mit Gemüsebrühe aufgießen, aufkochen und noch gut 5 Minuten schmoren lassen. Bei Bedarf nochmals mit Pfeffer und Salz abschmecken, heiß servieren.

Rindsfaschiertes mit Gemüse

2 Portionen

ZUTATEN

1 EL Sonnenblumenöl
250 Rindsfaschiertes
10 kleine Radieschen
5–6 Mangoldblätter
1 daumengroßes Stück Ingwer
Chili nach Geschmack
1 Zwiebel
Pfeffer
Salz
1/2 Bund Petersilie
1 TL Paprikapulver, edelsüß

ZUBEREITUNG

1. Öl in einer großen Pfanne erhitzen und das Faschierte darin kräftig anbraten. Die Radieschen waschen und halbieren. Mangold waschen und in Streifen schneiden. Das Gemüse zum Faschierten geben und mitbraten.

2. Zwiebel und Ingwer schälen und fein hacken. Die Chilischote entkernen, fein hacken und zusammen mit Zwiebel und Ingwer in die Pfanne geben. Mit Pfeffer und Salz abschmecken. Alles zusammen unter ständigem Rühren für 5 bis 10 Minuten gut durchbraten. Bei Bedarf etwas Wasser zugießen. Mit gehackter Petersilie und Paprikapulver abschmecken und heiß servieren.

Gemüsepfanne mit Rindfleisch

2 Portionen

ZUTATEN

250 g Beiried oder Rindslungenbraten
1 Knoblauchzehe
1 kleines Stück Ingwer
50 ml Sojasauce
2 Karotten
100 g Zucchini
2 Stangen Staudensellerie
1 Chilischote
2 EL Erdnussöl
Salz
Pfeffer
1 TL Paprikapulver, edelsüß
1/2 Bund Petersilie
2 EL Sesamsamen
2–3 EL gekochten Reis oder Quinoa (als Beilage)

ZUBEREITUNG

1. Das Rindfleisch von den Sehnen befreien und in dünne Scheiben schneiden. Knoblauch und Ingwer schälen, fein hacken und mit der Sojasauce verrühren. Das Fleisch in dieser Marinade zugedeckt mindestens 1 Stunde ziehen lassen.

2. Das Gemüse waschen, putzen und in Scheiben bzw. feine Streifen schneiden. Die Chilischote fein hacken. Eine Pfanne oder einen Wok erhitzen und das Erdnussöl darin erwärmen. Das Rindfleisch darin unter Rühren kräftig anbraten, Gemüse und Chilischoten zugeben und einige Minuten weiterbraten. Mit Salz, Pfeffer und Paprikapulver abschmecken.

3. Petersilie fein hacken. Die Gemüsepfanne, mit Sesam und Petersilie bestreut, servieren. Als Beilage 2–3 EL gekochten Reis oder Quinoa reichen.

Pfannengerichte mit Gemüse und Fleisch sind eine willkommene, schnelle Mahlzeit. Wenn es besonders flott gehen muss, kann die Marinierzeit auch entfallen. Dazu einfach Fleisch fein in Streifen schneiden und anbraten. Das Gemüse nach Wahl fein geschnitten dazugeben, nach Lust und Laune würzen und kurz braten. Das Gericht ist dann in 15 bis 20 Minuten fertig, schmeckt gut und ergibt in Kombination mit Getreide eine wunderbare Hauptspeise.

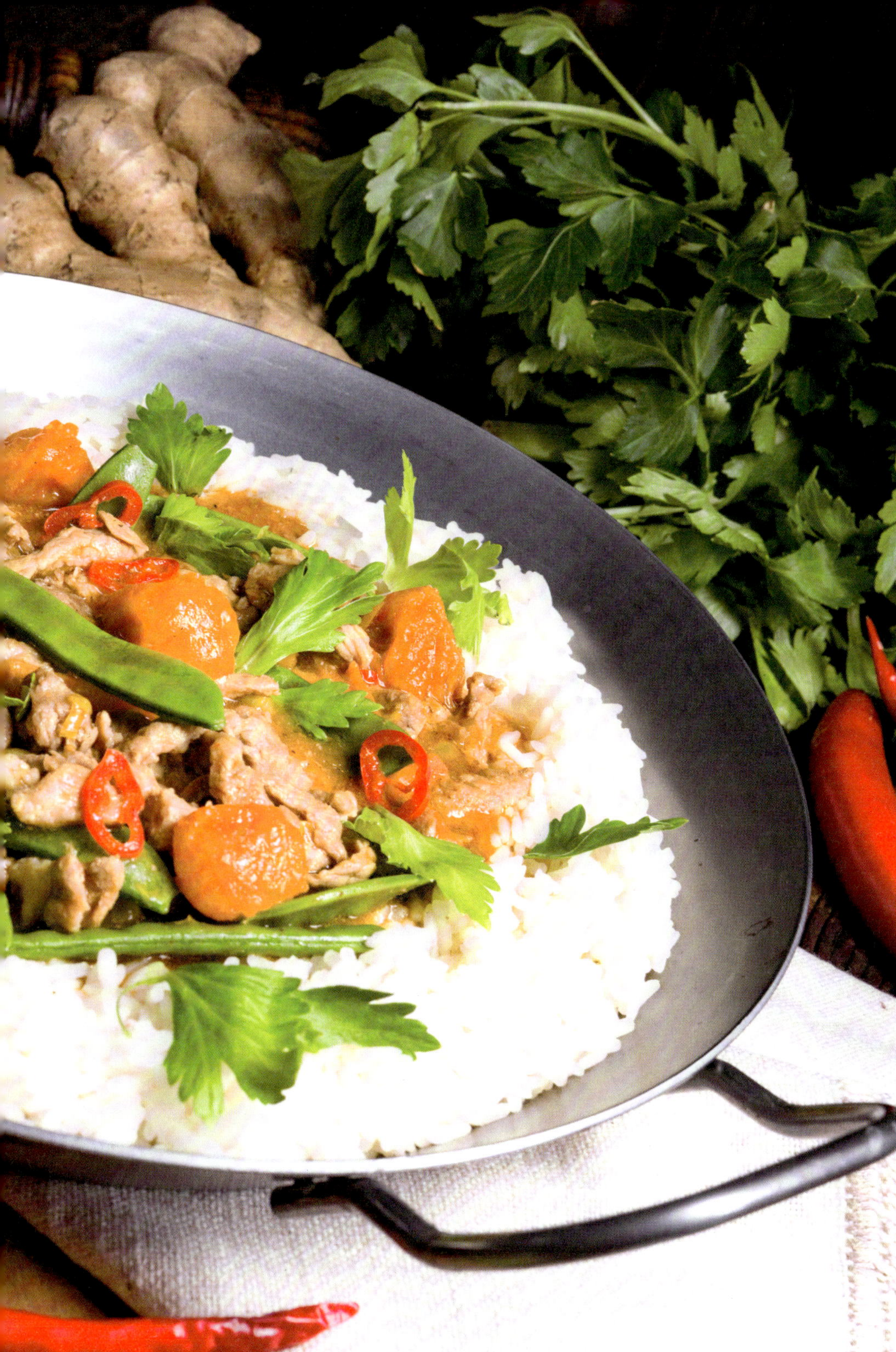

Lamm mit Polenta und Gemüse

2 Portionen

ZUTATEN

100 ml Hafer- oder Reis-Milch
100 ml Gemüsebrühe
1 Prise Salz
Pfeffer aus der Mühle
50 g Polenta (Maisgrieß)
1 Zweig Rosmarin
1 Zweig Thymian
1 kleine Knoblauchzehe
300 g Lammfilet
1 TL Olivenöl
2 Bund Radieschen
1 Kohlrabi
1 TL Vollrohrzucker
3 EL Orangensaft
1 EL Zitronensaft

ZUBEREITUNG

1. Milch mit Gemüsebrühe aufkochen, mit Salz und Pfeffer würzen, Polenta einrühren. Bei kleiner Hitze zu einem Brei kochen, dann vom Herd nehmen und kurz ausquellen lassen. In eine mit kaltem Wasser ausgespülte viereckige Form streichen und auskühlen lassen.

2. Backofen auf 150°C vorheizen.

3. Rosmarin und Thymian waschen, trocken schütteln und von den Zweigen rebeln. Knoblauchzehe schälen und halbieren. Das Lamm mit Pfeffer und Salz würzen und in einer ofenfesten Pfanne in Olivenöl mit den Kräutern und der halbierten Knoblauchzehe kräftig anbraten. Lamm in der Pfanne in das Rohr stellen und für 10–15 Minuten weiter garen.

4. Radieschen waschen und klein würfelig schneiden. Kohlrabi schälen und ebenfalls fein würfeln. Zucker in einer Pfanne schmelzen, Orangensaft zugeben und bei mittlerer Hitze köcheln lassen, bis der Zucker gelöst ist. Mit Pfeffer und Salz würzen und die Gemüsewürfel zugeben. Für einige Minuten garen und mit Zitronensaft abschmecken.

5. Polenta aus der Form stürzen, in Stücke schneiden. Fleisch aufschneiden, mit Polenta und karamellisiertem Gemüse anrichten.

Woche 3 und 4

Langfristig beschwerdefrei und ausgewogen

Bananen-Sesam-Porridge

2 Portionen

ZUTATEN

400 ml (Soja- oder Reis-)Milch
100 g Haferflocken, Kleinblatt
1 Prise Salz
Saft von 1/2 Zitrone
1 Prise Kakaopulver
2 TL Tahin (Sesammus)
2 TL Ahornsirup oder Honig
1 Banane
1 Prise Zimt

ZUBEREITUNG

1. Milch in einem kleinen Topf aufkochen. Haferflocken mit dem Schneebesen einrühren, mit etwas Salz, Zitronensaft und Kakaopulver abschmecken. Das Porridge bei mittlerer Hitze unter Rühren weiterkochen, bis es eine dickflüssige Konsistenz aufweist. Mit Sesammus und Ahornsirup abschmecken.

2. Porridge in zwei Schüsseln anrichten. Die Banane in dünne Scheiben schneiden und auf dem Porridge verteilen. Mit etwas Zimt bestreuen und servieren.

Tahin ist ein Mus aus gemahlenen, gerösteten oder ungerösteten Sesamkernen mit leicht bitter-nussigem Geschmack. Tahin ist – so wie Sesam – ein guter Lieferant von Kalzium!

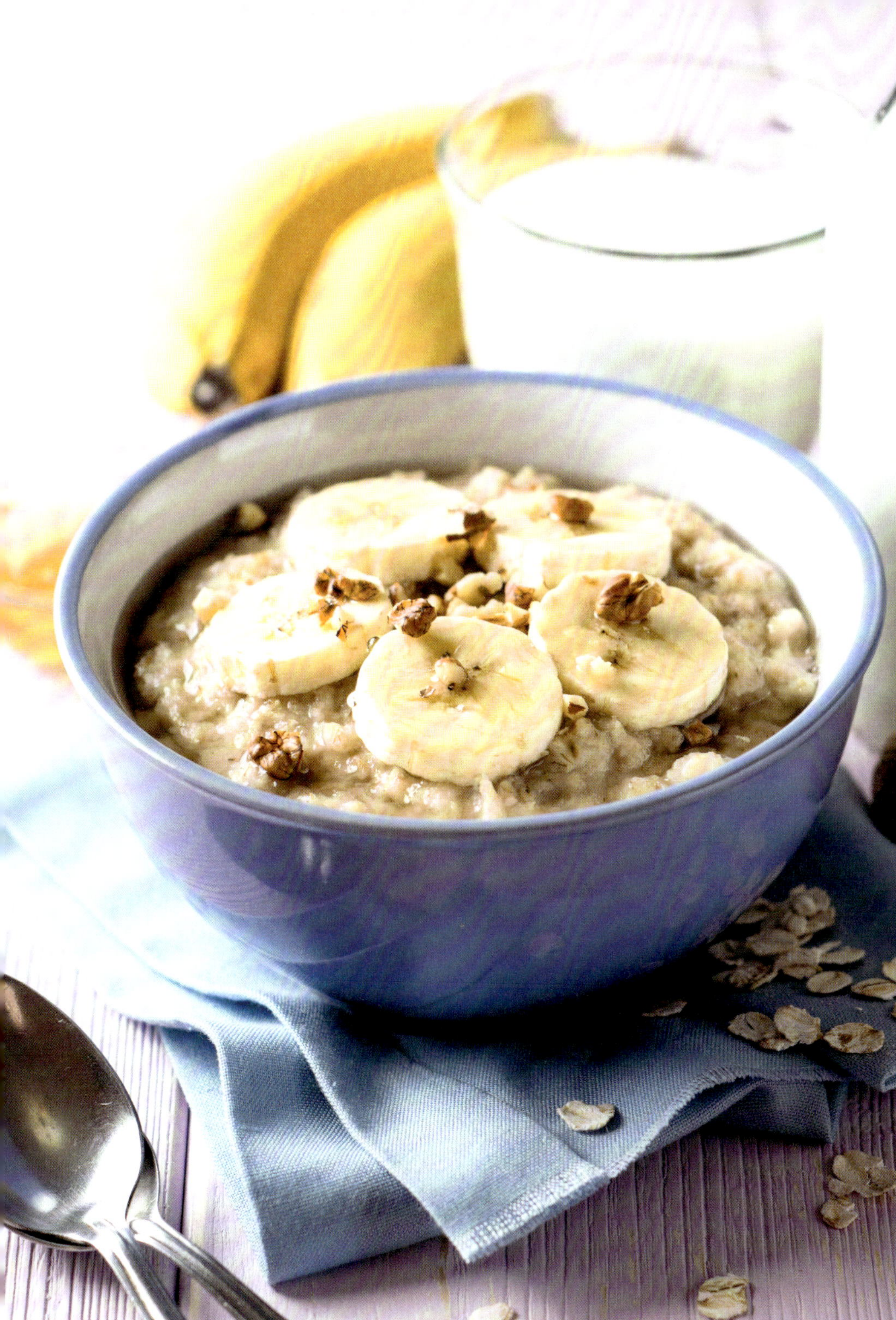

Reis-Congee mit Mandeln und Obst

6–8 Portionen

ZUTATEN

1 Tasse Naturreis
100 g Mandeln oder Walnüsse
2 Scheiben frischer Ingwer
4 Kardamomkapseln
10 Tassen Wasser
1 Zitronenscheibe
1/2 TL Kakaopulver
Pro Portion etwa eine Handvoll saisonales Obst (z. B. Beeren, Kiwi, Melone, Mandarine, Orange, Papaya, Marille, Grapefruit)
Minze oder Melisse zum Garnieren

ZUBEREITUNG

1. In einem hohen Topf den Naturreis mit Mandeln oder Walnüssen, Ingwer, Kardamomkapseln, Wasser, Zitronenscheibe und Kakaopulver aufkochen und dann zugedeckt 2–4 Stunden auf kleiner Flamme köcheln lassen. Je länger die Kochzeit, desto leichter verdaulich ist das Congee. Bei Bedarf noch etwas Wasser zufügen, bis ein dickflüssiger Brei entsteht.

2. Das Congee in einer Schüssel mit klein geschnittenem Obst anrichten. Bei Bedarf mit etwas Honig süßen. Mit Minze oder Melisse garniert servieren.

Das Congee kann für mehrere Tage vorgekocht werden und lässt sich dann vielfältig kombinieren, z. B. süß mit Kompott, Obst und Nüssen/Samen oder pikant mit Gemüse der Saison, Hülsenfrüchten, Pilzen, Tofu oder frischen Kräutern. Congee heiß in Schraubgläser füllen und nach dem Auskühlen im Kühlschrank lagern (bis zu einer Woche haltbar).

Polenta mit Weintraubenkompott

2 Portionen

ZUTATEN

400 ml Reisdrink
6 EL Polenta
1 EL Mandelmus
200 g Weintrauben
1 Zimtstange
1/2 TL Kardamompulver
1/2 Tasse Wasser
Saft von 1/2 Zitrone
1 TL Kakaopulver

ZUBEREITUNG

1. Reisdrink in einem Topf erhitzen. Polenta und Mandelmus einrühren und bei mittlerer Hitze 10–15 Minuten zu einem Brei kochen.

2. In der Zwischenzeit die Weintrauben waschen und halbieren. In einem weiteren Topf 1/2 Tasse Wasser erhitzen und darin die Weintrauben mit Zimtstange, Kardamom, Zitronensaft und Kakaopulver zu einem Kompott einkochen.

3. 2 Tassen oder Schälchen mit kaltem Wasser ausspülen. Die Polenta einfüllen, kurz überkühlen lassen und dann auf einen Teller stürzen und mit den Weintrauben servieren.

Weintrauben enthalten zwar viel Fruchtzucker, aber auch viel Traubenzucker – dadurch entsteht ein ausgewogenes Verhältnis, ähnlich wie beim Haushaltszucker, welches die Verträglichkeit begünstigt.

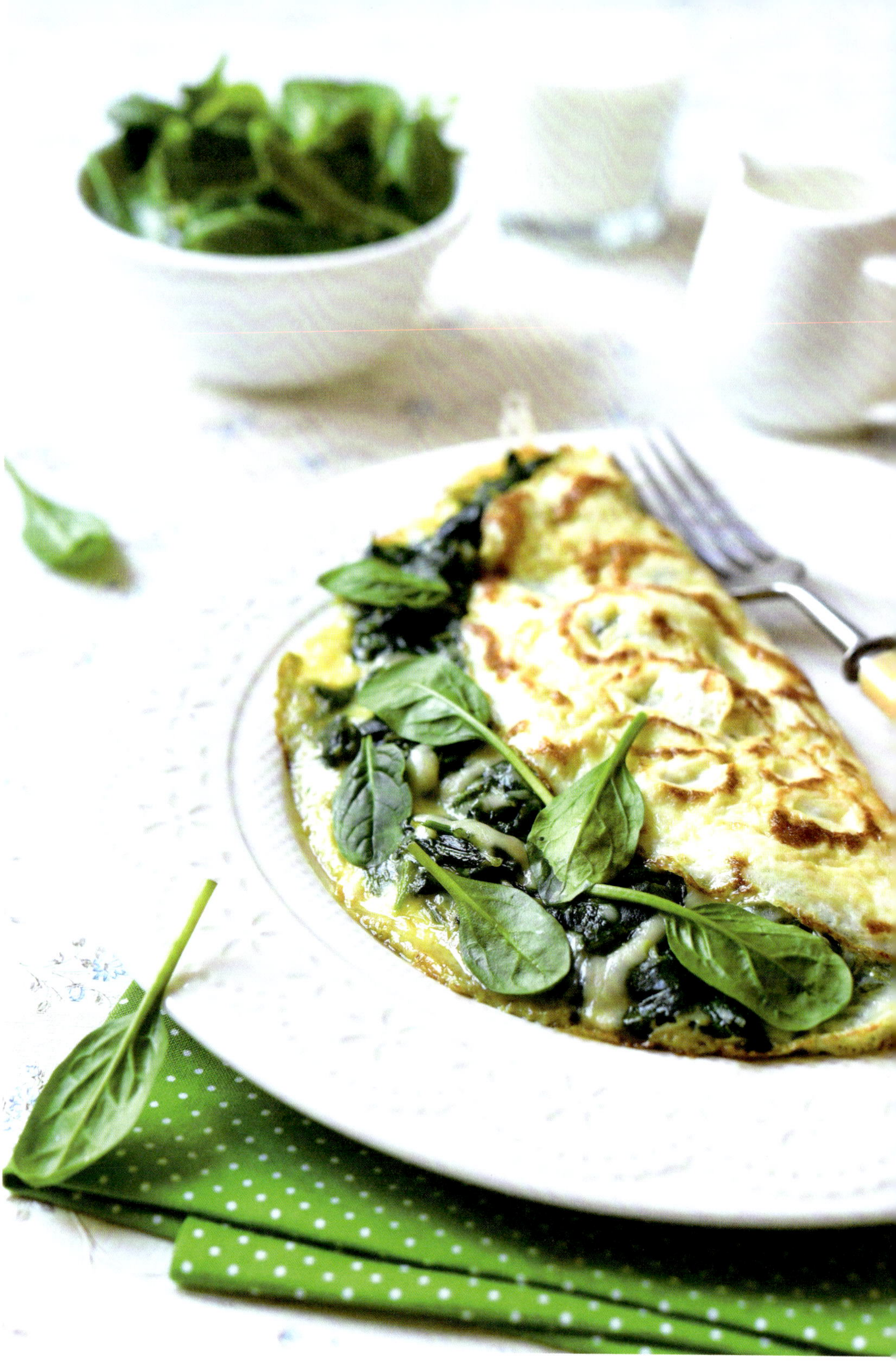

Omelette mit Spinat

2 Portionen

ZUTATEN

4 Eier
100 ml Reis- oder Mandeldrink
2 EL Kürbiskerne, fein gehackt
Pfeffer
1 Prise Salz
1/2 Bund Petersilie, fein gehackt
4 EL Dinkelmehl
2 EL Sonnenblumenöl
1 Zwiebel
100 g Blattspinat
100 g Sojasprossen

ZUBEREITUNG

1. Die Eier in einer Schüssel mit Reis- oder Mandeldrink, gehackten Kürbiskernen, Pfeffer, Salz, gehackter Petersilie und Dinkelmehl gut verrühren und kurz quellen lassen.

2. In der Zwischenzeit das Gemüse für die Füllung zubereiten: In einer beschichteten Pfanne 1 EL Öl erhitzen, Zwiebel fein hacken und im Öl kurz anbraten. Blattspinat waschen, grobe Stiele entfernen und in die Pfanne geben. Mit Pfeffer und Salz abschmecken. Die Sprossen zugeben und kurz dünsten. Das Gemüse aus der Pfanne nehmen und warm stellen. Aus der Ei-Masse in der Pfanne zwei Omeletten backen und mit dem Gemüse füllen. Heiß servieren.

Heidelbeernockerl

2 Portionen

ZUTATEN

2 Eier
250 g Heidelbeeren
100 g Mehl
1 Prise Salz
100 ml (Reis-, Hafer- oder Mandel-)Milch
Rapsöl (zum Braten)
Zucker (zum Bestreuen)

Wie alle Beeren mit kräftigen Farben ist auch die **Heidelbeere** reich an Anthocyanen und Polyphenolen. Dies sind Stoffe mit vitaminähnlicher Wirkung. In der Volksmedizin werden Heidelbeeren bei Durchfall (Tee aus getrockneten Beeren), aber auch bei Kreislauferkrankungen und Augenleiden (z. B. diabetische Retinopathie, Grüner oder Grauer Star) empfohlen. Heidelbeeren und andere Beeren können das ganze Jahr über verzehrt werden, indem tiefgefrorene Früchte zu Kuchen, Desserts oder Joghurt hinzugefügt werden.

ZUBEREITUNG

1. Eier trennen. Eiklar zu Schnee aufschlagen. Heidelbeeren waschen, einige als Garnitur zur Seite legen. Restliche Heidelbeeren mit Eidotter, Mehl und Salz in einer Schüssel vermischen. Milch in einem Topf aufkochen und dann heiß zur Heidelbeermasse gießen, ständig rühren, bis eine zähflüssige Masse entsteht. Dann den Eischnee unterrühren.

2. Rapsöl in einer beschichteten Pfanne erhitzen. Mit zwei Löffeln aus dem Teig Nockerl formen, in die Pfanne geben, flach drücken und anbraten. Nockerl dann wenden und zugedeckt fertig braten. Auf diese Weise nach und nach mit dem Teig verfahren, bis alle Nockerl gebacken sind. Mit Zucker und frischen Heidelbeeren bestreut servieren.

Himbeerkuchen

Für 1 Springform (ca. 26 cm)

ZUTATEN

4 Eier
100 g Zucker
1 Pkg. Vanillezucker
1/2 TL Kardamompulver
100 g Butter
50 g Bitterschokolade
200 g Dinkelmehl
1/2 TL Backpulver
100 g Mandeln, gerieben
250 g Himbeeren
1 Springform (ca. 26 cm)

ZUBEREITUNG

1. Backofen auf 180°C vorheizen. Springform mit Backpapier auslegen.

2. Für den Teig Eier, Zucker und Kardamompulver sehr schaumig rühren, weiche Butter dazugeben und vermischen. Bitterschokolade mit einem scharfen Messer klein hacken. Dinkelmehl, Backpulver, Bitterschokolade und geriebene Mandeln untermengen. Himbeeren waschen, abtropfen lassen und mit dem Teig verrühren.

3. Teig gleichmäßig in die Form geben und für 25–30 Minuten backen.

Pudding mit Erdbeeren

2 Portionen

ZUTATEN

40 g Kudzu oder Speisestärke
500 ml Hafer-, Reis-, Mandel- oder Soja-Milch
2 EL Mandelsplitter
2–4 EL Zucker (nach Geschmack)
1 EL Kakaopulver
150 g Erdbeeren

Die **Kudzuwurzel** hat einen hohen Stärkeanteil, weshalb sie traditionellerweise in der ostasiatischen Küche gerne zum Kochen verwendet wird. Aber auch in anderen Teilen der Welt findet die gelierende Eigenschaft vermehrt Anwendung in der Küche, um Suppen, Soßen und Marmeladen einzudicken. Kudzu ist bei uns in Reformhäusern oder Bioläden in pulverisierter Form erhältlich. Ersatzweise kann auch Mais- oder Kartoffelstärke verwendet werden.

ZUBEREITUNG

1. Kudzu (oder Speisestärke) in einer Tasse mit wenig Milch auflösen. Mandelsplitter in einem Topf leicht anrösten, restliche Milch dazugießen und erhitzen. Zucker und Kakaopulver dazugeben.

2. Wenn die Milch aufkocht, diese vom Herd nehmen und das angerührte Kudzu mit dem Schneebesen gut einrühren, nochmals kurz aufkochen lassen, bis es eindickt und sofort in mit kaltem Wasser ausgespülte Puddingschalen füllen. Im Kühlschrank einige Stunden erkalten lassen.

3. Erdbeeren waschen, putzen und vierteln. Pudding auf Teller stürzen und mit Erdbeeren garniert servieren.

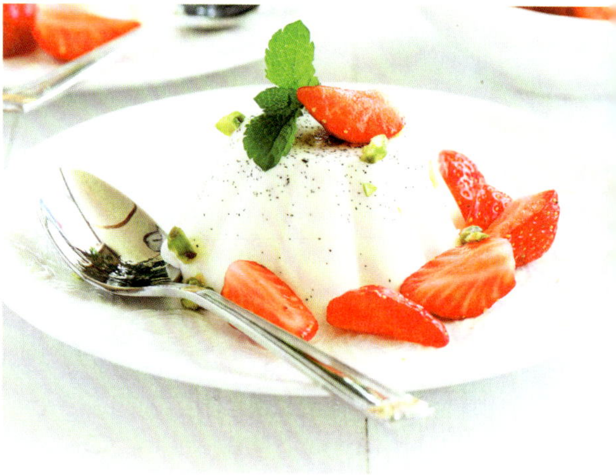

Quinoa mit Nektarine

2 Portionen

ZUTATEN

2 Tassen Wasser
1 Tasse Quinoa
2 Nektarinen
1 TL Ingwer, gerieben
Saft von 1/2 Zitrone
Etwas geriebene Zitronenschale

ZUBEREITUNG

1. Wasser in einem Topf mit der Quinoa aufkochen und zugedeckt bei mittlerer Hitze für etwa 15 Minuten weich kochen. In der Zwischenzeit die Nektarinen in mundgerechte Stücke schneiden. Nektarinen zur gekochten Quinoa geben und mit geriebenem Ingwer, Zitronensaft und -schale abschmecken. Alles gut durchrühren und nochmals 5–10 Minuten quellen lassen.

2. Mit Nüssen, geriebenen Erdmandeln oder Mandelmus verfeinern.

Hirse-Erdbeer-Müsli

2 Portionen

ZUTATEN

2 Datteln
4 EL Mandeln
2 Scheiben Ingwer
150 g Erdbeeren
70 g Hirse
200 ml Wasser
1 Prise Zimtpulver
1 Prise Kakaopulver

ZUBEREITUNG

1. Datteln entkernen und klein hacken. Mandeln grob hacken. Ingwerscheiben schälen. Erdbeeren waschen und vierteln.

2. Hirse in kochendes Wasser einstreuen. Mandeln und Datteln unter die Hirse mischen. Zimtpulver, Ingwerscheiben und Kakaopulver dazugeben. Nochmals kurz aufkochen und zugedeckt 10 Minuten ausquellen lassen. Anschließend die Erdbeeren darauf verteilen und zugedeckt noch kurz ziehen lassen.

Dieses Gericht kann **als Nachspeise** gereicht werden, eignet sich aber auch gut **als Frühstück**. Die enthaltenen Trockenfrüchte und Mandeln sorgen für einen regelrechten Energieschub in den Tag!

Himbeerkompott mit Zitronenmelisse

2 Portionen

ZUTATEN

250 g Himbeeren
1 EL Vanillezucker
1 Prise Kardamompulver
3 EL Wasser
1 EL Zitronensaft
1 Prise Kakaopulver
1 Zweig Zitronenmelisse

ZUBEREITUNG

1. Die Himbeeren in einem Topf mit Vanillezucker, Kardamompulver, Wasser, Zitronensaft und Kakaopulver für 3–4 Minuten kochen. Etwas auskühlen lassen.

2. Melissenblätter fein schneiden und das Kompott mit Melisse garniert servieren.

Himbeeren sind Vitaminbomben. Das Kompott ist erfrischend, bekömmlich und vitaminreich. In der Volksheilkunde werden auch Himbeerblätter gerne verwendet. Ein Tee aus Himbeerblättern hilft bei Halsentzündung, Hautausschlag und Zahnfleischproblemen.

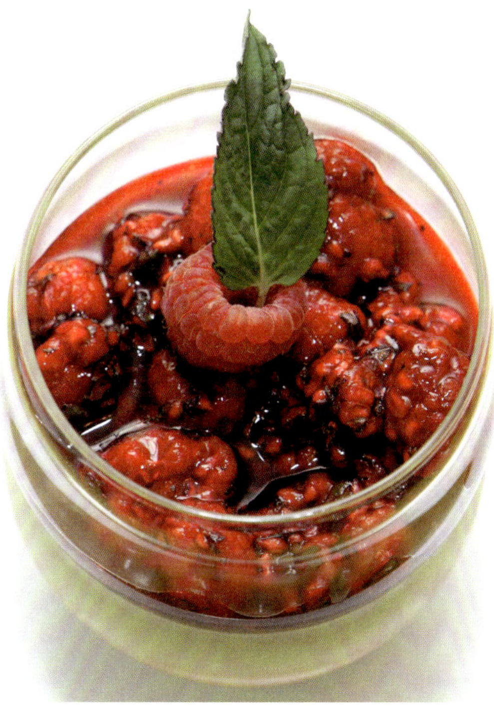

Süßreis mit Beeren und Mandeln

2 Portionen

ZUTATEN

500 ml (Mandel- oder Reis-)Milch
100 g Rundkornreis
oder Milchreis/Mochi-Reis
60 g Mandeln
Schale einer Zitrone (unbehandelt)
Saft von 1/2 Zitrone
Kardamompulver
1 Prise Salz
250 g Beeren
(z. B. Heidelbeeren, Himbeeren)

ZUBEREITUNG

1. Milch und Reis in einem Topf erhitzen, aufkochen lassen und zugedeckt 15 Minuten ausquellen lassen.

2. Mandeln grob hacken. Zitrone waschen, die Schale fein abreiben und den Saft einer halben Zitrone auspressen.

3. Den Milchreis mit Kardamom, Salz, Zitronensaft und Zitronenschale würzen und zum Schluss die Beeren zugeben. Alles gut durchrühren und servieren.

Dattel-Nuss-Schmarren mit Couscous

2 Portionen

ZUTATEN

2 Tassen Wasser
1 Tasse Couscous
10 Datteln
20 g Butter
1 Prise Zimt
2 EL Walnüsse, grob gehackt
1 Prise Kardamompulver
1 Prise Kurkumapulver
1 Prise Kakaopulver

ZUBEREITUNG

1. Wasser erhitzen. Couscous in einer Schüssel mit kochendem Wasser übergießen. Gut durchrühren und 3–5 Minuten quellen lassen. Die Datteln entkernen und in Streifen und in dünne Scheiben schneiden.

2. In einer Pfanne Butter schmelzen lassen, die Datteln darin kurz andünsten und mit Zimt würzen. Die Nüsse und die Couscous-Mischung dazugeben. Alles kurz rösten, mit Kardamom-, Kurkuma- und Kakaopulver abschmecken und am besten heiß servieren.

Wer es morgens besonders eilig hat, kann die Couscous-Mischung **bereits am Vorabend vorbereiten**. In der Früh braucht man dann nur noch die Datteln andünsten und zusammen mit dem Couscous erwärmen.

Kaiserschmarren mit Beeren

2 Portionen

ZUTATEN

3 Eier
3 EL Zucker
1 Prise Salz
125 ml (Soja- oder Reis-)Milch
1 Prise Kardamompulver
3 EL Dinkelmehl
1 Prise Kakaopulver
1 EL Sonnenblumenöl
250 g Beeren (z. B. Heidelbeeren, Himbeeren, Brombeeren)

ZUBEREITUNG

1. Die Eier trennen und das Eiklar mit Zucker und Salz zu steifem Eischnee aufschlagen. Eidotter mit Milch, Kardamompulver, Dinkelmehl und Kakaopulver zu einem Teig rühren. Eischnee vorsichtig unterheben.

2. Sonnenblumenöl in einer Pfanne erhitzen, den Teig zugeben und bei mittlerer Hitze stocken lassen. Den Schmarren vorsichtig wenden und goldgelb backen. Mit einer Gabel in mundgerechte Stücke zerteilen und zum Schluss die gewaschenen Beeren zugeben. Nochmals kurz durchrühren und heiß servieren.

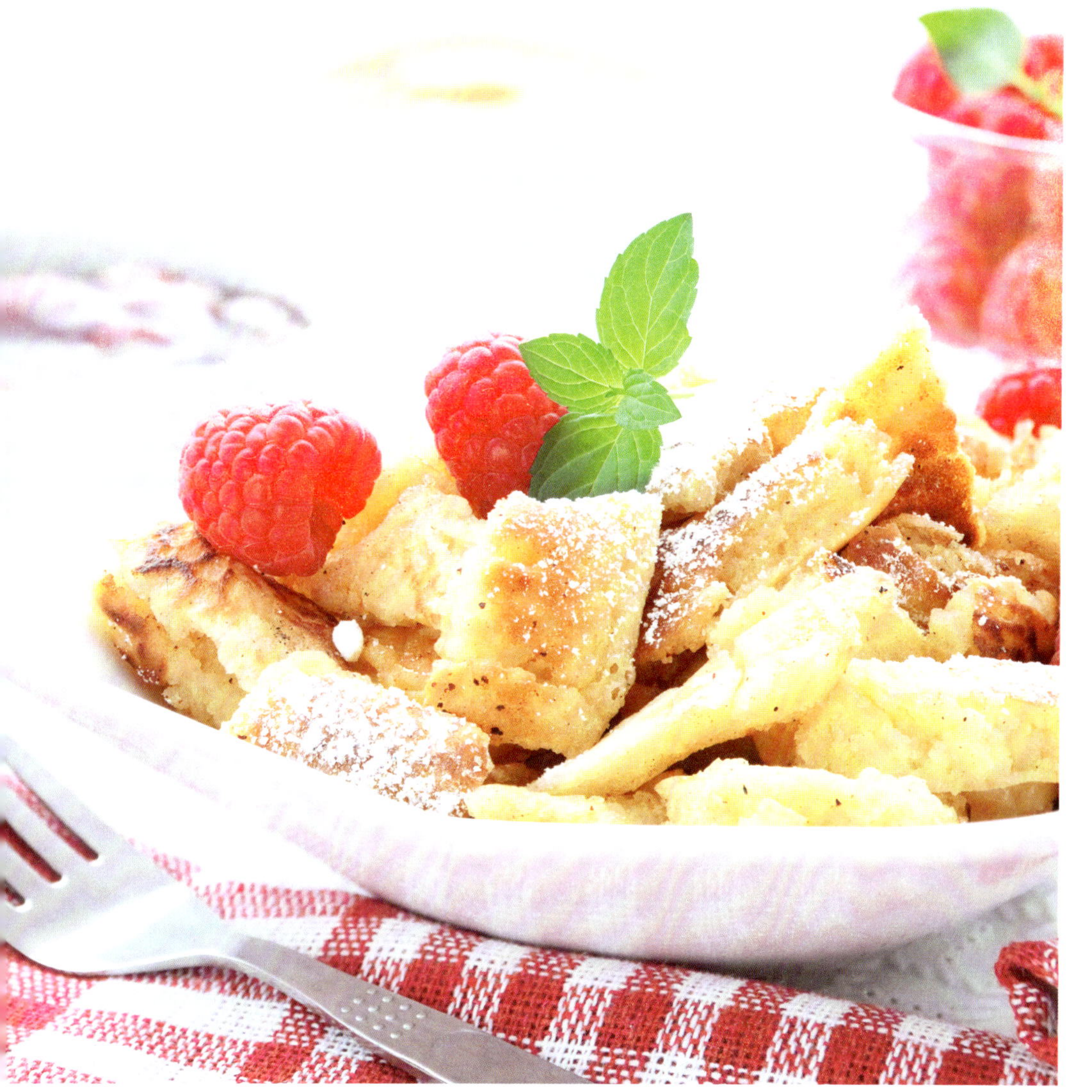

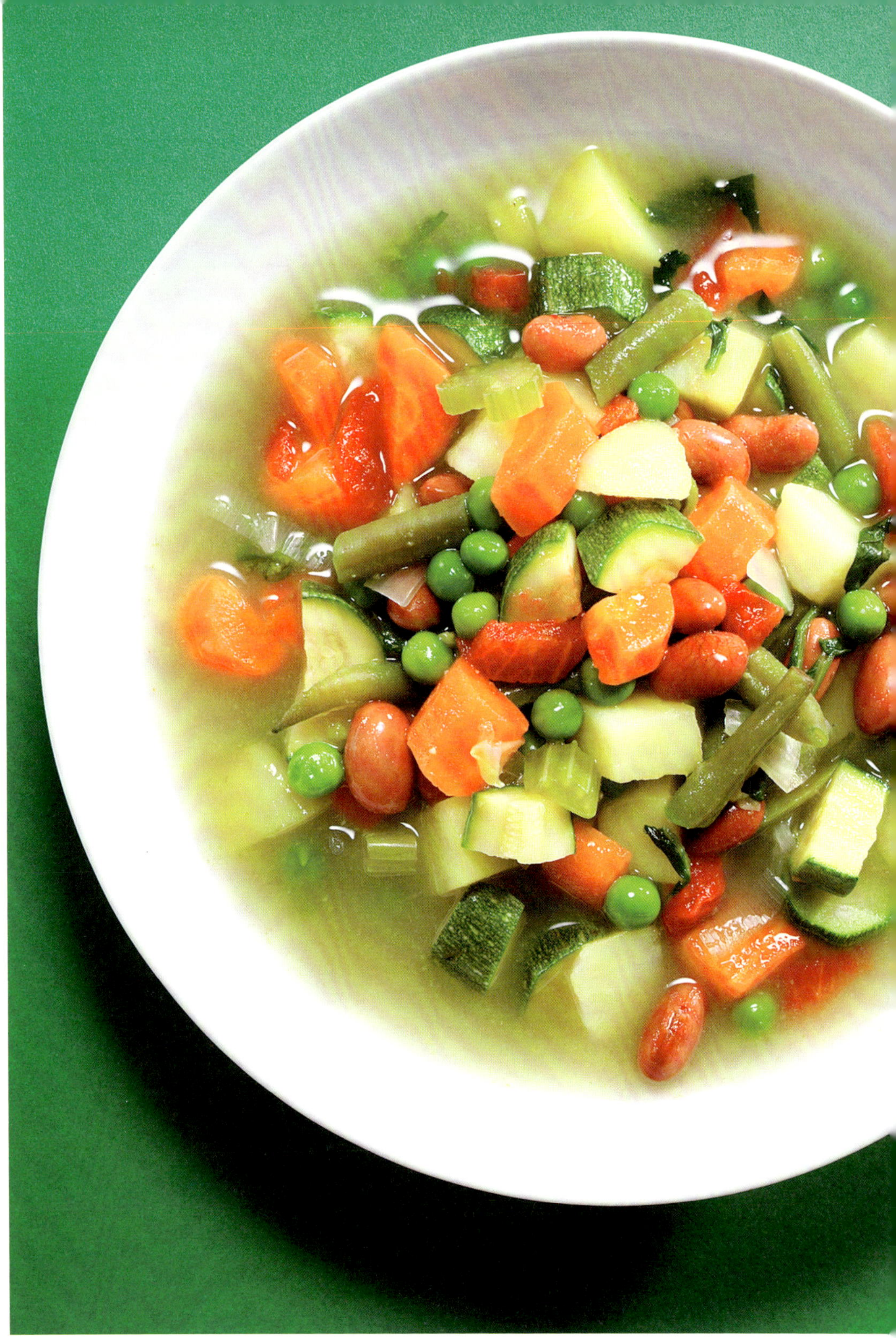

Minestrone mit Bohnen

2 Portionen

ZUTATEN

Suppengemüse nach Geschmack (Karotten, Stangensellerie, Zucchini, Fenchel, Porree, Karfiol, Brokkoli, Champignons, Erbsen)
2 EL Olivenöl
1 Zwiebel
1 Stück Ingwer
1/2 TL Bockshornkleesamen
etwas Muskat
Pfeffer
1 TL Kreuzkümmel (Cumin), gemahlen
100 g Bohnen, gekocht (z. B. rote, weiße Bohnen)
Salz
1 TL Apfelessig
1 Prise Paprikapulver, edelsüß
frische Kräuter nach Geschmack (z. B. Petersilie)

ZUBEREITUNG

1. Suppengemüse waschen, putzen und in mundgerechte Stücke schneiden. Zwiebel und Ingwer schälen und fein hacken. Olivenöl in einem Topf erhitzen, Zwiebel zugeben und kurz bräunen. Gemüse, Ingwer, Bockshornkleesamen, Muskat, Pfeffer und Kreuzkümmel zugeben und mit etwa 1,5–2 Liter Wasser oder Gemüsebrühe aufgießen.

2. Die Suppe etwa 20 Minuten köcheln lassen. Dann gekochte Bohnen zugeben, weitere 5 Minuten köcheln. Mit Salz, Apfelessig, Paprikapulver abschmecken. Kräuter fein hacken und die Suppe damit verfeinern.

Reissuppe mit Huhn

2 Portionen

ZUTATEN

1/2 Tasse Rundkornreis (am besten Naturreis)
150 g Hühnerfleisch
1/2 Bund Petersilie
100 g Austernpilze (ersatzweise Champignons oder Kräuterseitlinge)
1 Prise Kurkumapulver
1 EL Butter
etwas Sojasauce

ZUBEREITUNG

1. Rundkornreis mit 5 Tassen Wasser einmal aufkochen lassen und anschließend auf niedrigster Stufe zugedeckt dimmen lassen, bis die Suppe eine breiige Konsistenz aufweist. Das dauert etwa 1,5–2 Stunden. Bei Bedarf etwas Wasser nachgießen.

2. Hühnerfleisch klein schneiden. In den letzten 30 Minuten der Reis-Garzeit Hühnerfleisch zugeben und mitkochen.

3. Petersilie fein hacken. Austernpilze putzen und klein schneiden. Petersilie, Kurkuma, Austernpilze und Butter einrühren. Nochmals kurz erhitzen. Mit Sojasauce abschmecken und servieren.

Glasnudelsalat mit Schafskäse

2 Portionen

ZUTATEN

100 g Glasnudeln (aus Mungbohnen oder Sojamehl)
150 g Schafskäse
100 g Rucola
10 Cocktailtomaten
1 Frühlingszwiebel
Saft von 1/2 Zitrone
1 Chilischote, fein gehackt
1 TL Ingwer, fein gehackt
3 EL Kürbiskernöl
3 EL Apfelessig
Pfeffer
Salz

ZUBEREITUNG

1. Wasser aufkochen und die Glasnudeln für 2–3 Minuten weich kochen. Glasnudeln abgießen und mit kaltem Wasser abschrecken. Die Glasnudeln in eine Schüssel geben und Schafskäse mit den Fingern darüberbröseln oder klein schneiden und darüberstreuen.

2. Rucola und Tomaten waschen, in mundgerechte Stücke schneiden und ebenfalls in die Schüssel geben. Frühlingszwiebel waschen, den weißen Teil fein hacken und den grünen Teil in Ringe schneiden. Zitronensaft, gehackten Chili, Ingwer, Kürbiskernöl und Essig zugeben und alles gut durchmischen. Eventuell mit Salz und Pfeffer abschmecken und servieren.

Glasnudeln oder vorgegarte Wok-Nudeln gibt es inzwischen in jedem Supermarkt. Diese Nudeln müssen nicht wirklich gekocht werden, es reicht auch ein kurzes Einweichen in kochendem Wasser, das beispielsweise mit dem Wasserkocher erhitzt wurde. Man braucht für die Zubereitung der Nudeln also im Grunde keinen Herd. Einfach die Nudeln in kochendem Wasser in der Schüssel ziehen lassen, dann abgießen und mit den weiteren Zutaten verfeinern.

Melanzani-Saltimbocca mit Polentawürfeln

2 Portionen

ZUTATEN

300 ml Gemüsebrühe
100 g Polenta (Maisgrieß)
1/2 Zwiebel
1 Knoblauchzehe
1 Zweig Thymian
2 EL Olivenöl
2 große Tomaten
100 g Himbeeren
1 Prise Salz
Pfeffer aus der Mühle
1 Melanzani (ca. 250 g)
8 frische Salbeiblätter
4 Scheiben Parmaschinken
4 Zahnstocher

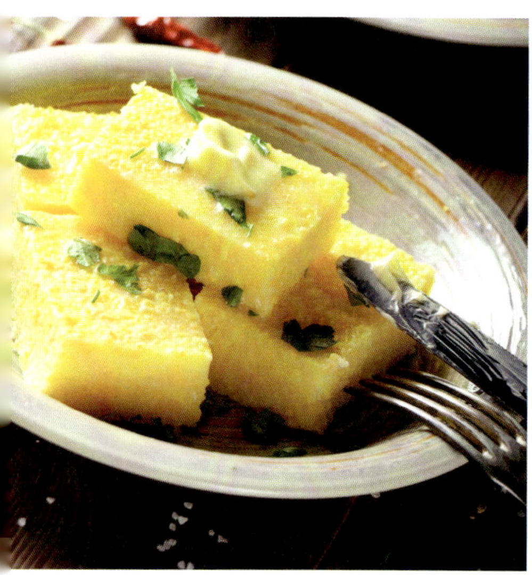

ZUBEREITUNG

1. Gemüsebrühe in einem Topf erhitzen, Polenta einrühren, aufkochen und zugedeckt 10–12 Minuten ausquellen lassen. In eine eckige Form streichen und erkalten lassen.

2. Zwiebel und Knoblauch schälen und zerkleinern. Thymian fein hacken. 1 EL Öl in einem Topf erhitzen, Zwiebel und Knoblauch darin anschwitzen. Tomate waschen, in Würfel schneiden und dazugeben. Mit Salz, Thymian und Pfeffer würzen. Alles etwa 10 Minuten zugedeckt zu einer Soße einkochen. Himbeeren waschen, zur Soße geben und alles fein pürieren.

3. Melanzani längs in dünne Scheiben schneiden. Eine Seite leicht salzen und 10 Minuten ruhen lassen.

4. Auf jede Scheibe Parmaschinken eine Scheibe Melanzani und zwei Salbeiblätter darauflegen, einrollen und mit einem Zahnstocher fixieren. Polenta aus der Form stürzen und in Würfel schneiden.

5. Restliches Öl in einer beschichteten Pfanne erhitzen, die Saltimbocca-Röllchen bei mittlerer Hitze von jeder Seite etwa 5 Minuten braten. Polentawürfel ebenfalls in der Pfanne nochmals kurz erhitzen. Mit der Tomaten-Himbeersauce garniert servieren.

Kartoffel-Kohlrabi-Gemüse mit Kürbiskernen

2 Portionen

ZUTATEN

400 g Kartoffeln
1 Zwiebel
1 Karotte
1 Kohlrabi
1/2 Bund Petersilie
50 g Parmesan
2 EL Rapsöl
250 ml Gemüsebrühe
Pfeffer aus der Mühle
1 Prise Salz
Saft von 1/2 Zitrone
1 Prise Kurkumapulver
2 EL Schlagobers (Sahne) oder Sojasahne
80 g Kürbiskerne

ZUBEREITUNG

1. Kartoffeln und Zwiebel schälen und in kleine Würfel schneiden. Karotte und Kohlrabi schälen und in mundgerechte Stücke schneiden. Petersilie waschen, trocken schütteln und fein hacken. Parmesan reiben.

2. Zwiebel und Kartoffeln in heißem Rapsöl leicht anbraten. Die Hälfte der Gemüsebrühe zugießen und bei mittlerer Hitze einkochen lassen, dabei öfter umrühren. Dann Kohlrabi und Karotten zugeben und immer wieder etwas Gemüsebrühe dazugießen und verkochen lassen, bis das Gemüse gar ist (ca. 20 Minuten).
Mit Pfeffer, Salz, Zitronensaft und Kurkuma abschmecken. Schlagobers oder Sojasahne und Parmesan unterrühren. Zum Schluss mit Petersilie bestreuen.

3. Eine beschichtete Pfanne erhitzen, Kürbiskerne darin anrösten. Kartoffel-Kohlrabi-Gemüse mit Kürbiskernen bestreut servieren.

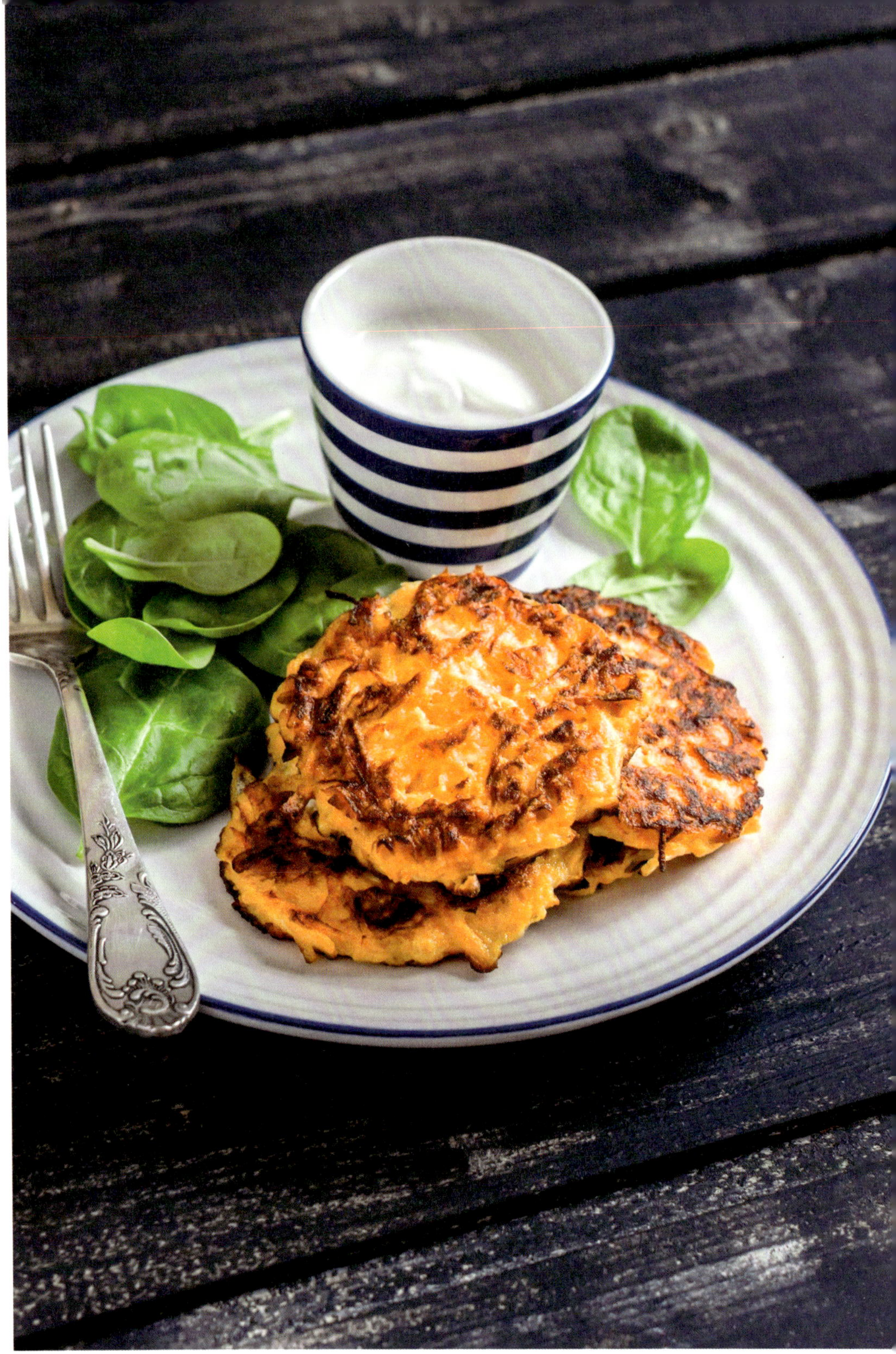

Kürbistaler

2 Portionen

ZUTATEN

200 g Kürbisfleisch
1 Zwiebel
1 EL Rapsöl
30 g Bergkäse oder Emmentaler
1 Ei
30 g Dinkelmehl
Pfeffer
1 Prise Salz
1/2 TL Majoran
Rapsöl (zum Braten)

ZUBEREITUNG

1. Kürbisfleisch grob raspeln. Zwiebel schälen und fein hacken. Rapsöl in einer Pfanne erhitzen. Zwiebel und Kürbis kurz andünsten und in einer Schüssel überkühlen lassen.

2. Käse reiben und mit Ei, Dinkelmehl, Pfeffer, Salz und Majoran zum Gemüse geben. Alles gut durchrühren. Pfanne nochmals mit etwas Öl erhitzen und mit einem Esslöffel kleine Häufchen in die Pfanne geben, leicht andrücken. Auf jeder Seite 3–4 Minuten knusprig braten. Auf Küchenpapier abtropfen bzw. auskühlen lassen.

Dazu **Blattsalat oder Salat aus gegartem Gemüse** (z. B. Karotten und Brokkoli oder Fenchel und Karotten) reichen.

Gemüse-Laibchen auf Chinakohl

2 Portionen

ZUTATEN

300 g Kartoffeln, mehlig
140 g Karotten
2 Eier
4 EL Dinkelgrieß
1 Prise Salz
Pfeffer aus der Mühle
1 Prise Paprikapulver, edelsüß
200 g Chinakohl
1/2 Bund Petersilie
Rapsöl (zum Braten)

ZUBEREITUNG

1. Kartoffeln waschen und in ausreichend Wasser weich kochen.

2. Karotten waschen, putzen und fein reiben. Die ausgekühlten Kartoffeln schälen und ebenfalls fein reiben. Kartoffeln und Karotten mit Eiern, Dinkelgrieß, Salz, Pfeffer und Paprikapulver gut verrühren. Die Masse etwa 10 Minuten ziehen lassen.

3. In der Zwischenzeit den Chinakohl waschen und in feine Streifen schneiden. Petersilie waschen und fein hacken. In einer beschichteten Pfanne etwas Rapsöl erhitzen und den Chinakohl für einige Minuten braten. Mit Pfeffer und Salz abschmecken. Gehackte Petersilie unterrühren und warm stellen.

4. Nochmals etwas Rapsöl in einer beschichteten Pfanne erhitzen. Mit feuchten Händen aus der Kartoffel-Gemüsemasse Kugeln formen und flach drücken. Die Laibchen auf beiden Seiten je etwa 5 Minuten goldgelb braten, mit dem Chinakohl anrichten und heiß servieren.

Amarant-Auflauf mit Gelben Rüben

2 Portionen

ZUTATEN

100 g Amarant
400 ml Gemüsebrühe
250 g Gelbe Rüben (oder Karotten)
1/2 Stange Lauch
1/2 Bund Petersilie
100 g Erbsen, grün
1 EL Sonnenblumenöl
1/2 Bund Thymian
(alternativ 1 TL Thymian getrocknet)
Pfeffer aus der Mühle
1 Prise Salz
200 g Halloumi-Käse
(alternativ Mozzarella)

ZUBEREITUNG

1. Amarant in der Gemüsebrühe aufkochen, zugedeckt 20 Minuten bei schwacher Hitze köcheln lassen und 10 Minuten ausquellen lassen.

2. Gelbe Rüben und Lauch putzen, waschen, bei Bedarf schälen und in mundgerechte Stücke schneiden. Petersilie waschen und fein hacken. Gemüsestücke gemeinsam mit den Erbsen in Sonnenblumenöl unter Rühren andünsten.

3. Ausgequollenen Amarant untermischen, mit Thymian, Petersilie, Pfeffer und Salz würzen.

4. Halloumi in feine Scheiben schneiden, auf dem Auflauf verteilen und im Backofen bei 180°C für 25–30 Minuten überbacken.

Inkas und Azteken schätzten die Blätter und Samenkörner des **Amarant**, der zu ihren Grundnahrungsmitteln zählte. Die Blätter wurden wie Spinat zubereitet und galten als Heilmittel bei Verdauungsstörungen, schlechtem Gesundheitszustand und Müdigkeit. Der Saft aus den Blättern wurde bei Blutarmut verabreicht. Heute weiß man, dass Amarant besonders reich an Vitaminen, Mineralien (v. a. Magnesium) und Spurenelementen ist. Amarant enthält auch hochwertiges Eiweiß. Die Aminosäuren (Eiweißbausteine) Lysin und Methionin, die in unseren Getreidesorten nur in geringen Mengen vorkommen, sind in Amarant reichlich vorhanden.

Wokgemüse mit Glasnudeln

2 Portionen

ZUTATEN

125 g Glasnudeln
1 Knoblauchzehe
1/2 rote Chilischote
(oder 1/2 TL Sambal Oelek)
2 Frühlingszwiebeln
1 roter Paprika
1/2 grüner Paprika
150 g Karfiol (Blumenkohl)
150 g Mangoldblätter
1 Halm Zitronengras
2 EL Rapsöl
1 EL geröstetes Sesamöl
2 EL Sojasoße
Pfeffer aus der Mühle
1 Prise Salz
Saft von 1/2 Zitrone
1 TL Wok-Gewürz oder Fünf-Gewürzpulver
(Gewürzmischung aus Ingwer, Chili, Knoblauch, Sternanis, Fenchel oder Nelken)
1 Prise Kurkumapulver

ZUBEREITUNG

1. Die Glasnudeln in eine Schüssel geben, mit kochendem Wasser übergießen und einige Minuten ziehen lassen, bis sie weich sind. Nudeln in einem Sieb abtropfen lassen, mit kaltem Wasser kurz abschrecken.

2. Knoblauch schälen. Chilischote halbieren und die Kerne entfernen. Knoblauch und Chili fein hacken. Frühlingszwiebeln putzen und in Ringe schneiden. Paprika und Karfiol waschen und in kleine Stücke schneiden. Mangold waschen, Strunk entfernen und in feine Streifen schneiden. Zitronengras in drei große Stücke schneiden.

3. Rapsöl im Wok oder in einer Pfanne erhitzen. Chili, Frühlingszwiebeln und Knoblauch kurz darin anbraten. Karfiol, Paprika und Zitronengras dazugeben. Sesamöl und Sojasauce zufügen und weitere 5–7 Minuten braten, bis das Gemüse gar ist. Mit Pfeffer, Salz, Zitronensaft, Kurkuma und Wok-Gewürz abschmecken. Zum Schluss Mangold zugeben und kurz mitbraten. Das Zitronengras wieder entfernen. Die Glasnudeln auf zwei Schüsseln verteilen und mit dem Wokgemüse anrichten.

In Asien wird auch heute noch ein Großteil der Nudelproduktion in Handarbeit erledigt. Abhängig von dem verwendeten Getreide unterscheidet man **Reisnudeln (Reis), Mie-Eiernudeln (Weizen) oder Glasnudeln**. Für Glasnudeln wird Mungbohnen-, Pfeilwurzel-, Kartoffel- oder Süßkartoffelmehl verwendet. Die dünnen, transparenten Glasnudeln bleiben im Gegensatz zu den Reisnudeln, die sich nach der Zubereitung weiß färben, durchsichtig. Eine praktische Zutat für die schnelle Küche!

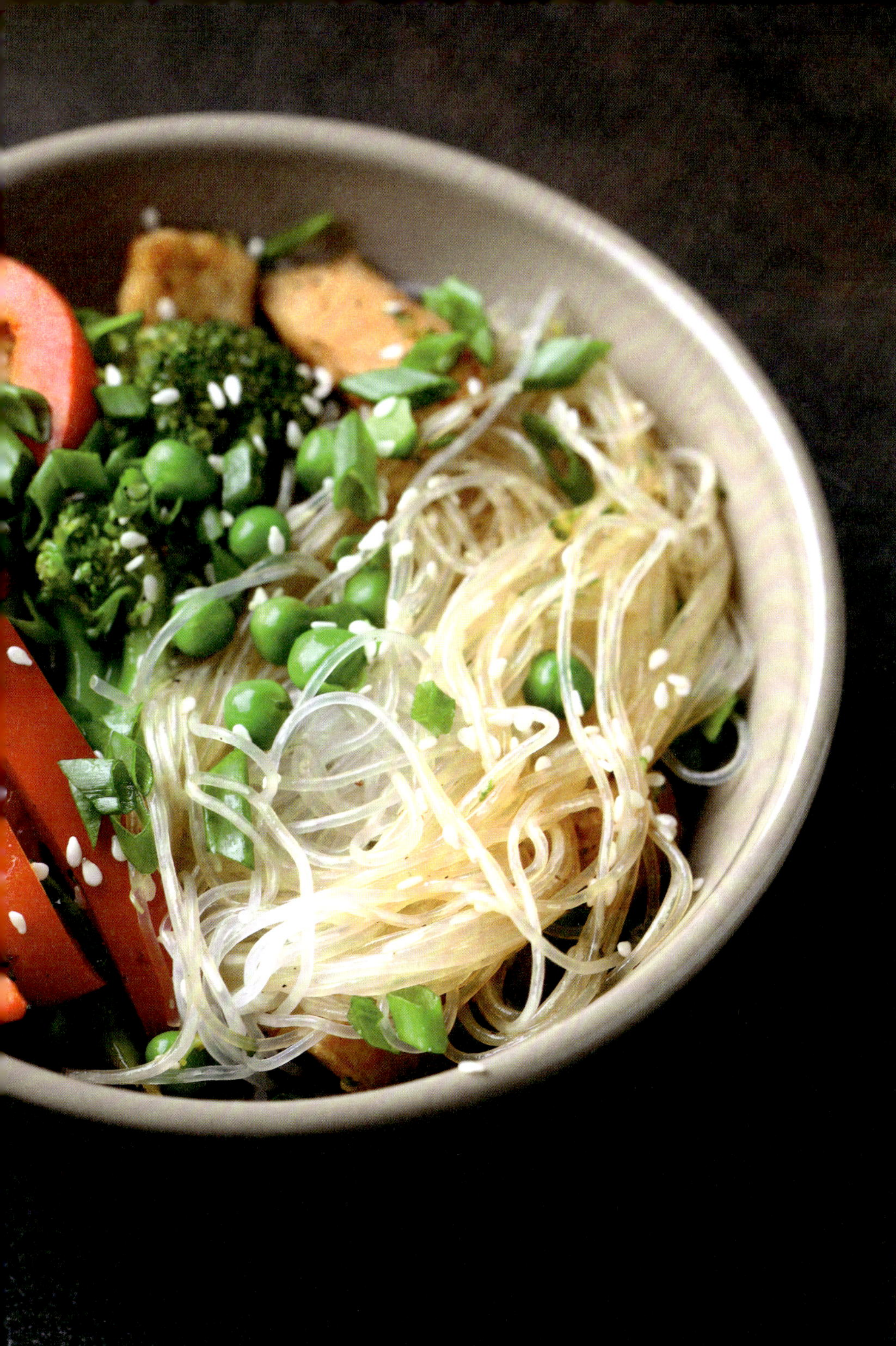

Linsen mit Gemüse

2 Portionen

ZUTATEN

250 g grüner Spargel
150 g Brokkoli
50 g Zuckererbsenschoten
2 Frühlingszwiebeln
150 g Linsen (z. B. Beluga-Linsen oder braune Linsen)
400–500 ml Gemüsebrühe
1 TL Distelöl
1 Knoblauchzehe
1/2 TL Senf, mittelscharf
Saft von 1/2 Zitrone
Pfeffer
Salz
1 EL Sesamsamen (weiß)
2 Zweige Basilikum

ZUBEREITUNG

1. Spargel waschen und in 3 cm lange Stücke schneiden. Brokkoli waschen und in mundgerechte Röschen zerteilen. Zuckererbsenschoten waschen und die Enden abschneiden. Frühlingszwiebeln putzen und in dünne Ringe schneiden.

2. Geschnittenes Gemüse mit wenig Wasser oder in einem Dampfgarer kurz dämpfen, sodass es knackig bleibt. Sofort mit kaltem Wasser abschrecken, damit die grüne Farbe erhalten bleibt. Abtropfen lassen und zur Seite stellen.

3. Linsen waschen und in der Gemüsebrühe je nach Sorte 30–40 Minuten weich kochen. Linsen abgießen, etwas Gemüsebrühe für die Marinade aufbewahren. Knoblauch schälen und fein hacken. Distelöl erhitzen, Knoblauch und Linsen darin anbraten. Mit Senf, Zitronensaft, Salz und Pfeffer abschmecken. Vom Herd nehmen, Gemüse und nach Bedarf etwas Gemüsebrühe dazugeben und alles gut vermischen.

4. In Schalen oder tiefen Tellern anrichten und mit Sesam und gehacktem Basilikum bestreut servieren.

Getreide-Risotto

2 Portionen

ZUTATEN

1 Tasse Getreidereis (z. B. Dinkelreis, Emmerreis, Ebly)
1 EL Rapsöl
1 Zwiebel
1 Knoblauchzehe
3 EL Pinienkerne
150 g grüne Erbsen oder grüne Sojabohnen (tiefgekühlt)
4 Karotten
Salz
Pfeffer
2 Tassen Gemüsebrühe
1/2 Bund Petersilie
Saft von 1/2 Zitrone
50 g Parmesan oder Pecorino-Käse

ZUBEREITUNG

1. Getreidereis in einer Pfanne ohne Fett unter Rühren anrösten, bis der Getreideduft zu riechen ist. Dann zur Seite stellen.

2. Zwiebel und Knoblauch schälen und fein hacken. Karotten schälen und in kleine Würfel schneiden. Rapsöl in einem Topf erhitzen, Zwiebel und Knoblauch darin anschwitzen. Getreide, Pinienkerne, Karotten und Erbsen (bzw. Sojabohnen) dazugeben, kurz mitrösten. Nach und nach die Gemüsebrühe unter Rühren zugeben, bis jeweils die Flüssigkeit aufgenommen wurde. Sobald der Risotto cremig ist, den Topf vom Herd nehmen.

3. Petersilie waschen, trocken schütteln und fein hacken. Risotto mit Petersilie, Zitronensaft, Salz und Pfeffer abschmecken. Parmesan oder Pecorino-Käse fein reiben und den Risotto damit verfeinern.

Das Gemüse kann beliebig – nach Saison – variiert werden. Sehr gut schmecken Kürbis, Pilze, Erbsenschoten, Fenchel, Spargel oder Karfiol. Dazu einen gemischten Blattsalat reichen.

Fischcurry mit Reis

2 Portionen

ZUTATEN

100 g Basmati- oder Jasminreis
2 Frühlingszwiebeln
150 g Fisolen (Grüne Bohnen)
150 g Brokkoli
1 Stück Zitronengras (ca. 1 cm)
300 g Fischfilet (z. B. Lachs, Kabeljau, Zander, Wels)
1 EL Sesamöl
100 ml Kokosmilch
Chili nach Geschmack
2 EL Currypulver
4 Kardamomkapseln
1 TL Ingwer, gerieben
Saft von 1/2 Zitrone

ZUBEREITUNG

1. Reis mit der doppelten Menge Wasser aufkochen und zugedeckt 15 Minuten quellen lassen.

2. Frühlingszwiebeln putzen und in Scheiben schneiden. Fisolen putzen und halbieren. Brokkoli waschen und in mundgerechte Röschen teilen. Zitronengras in dünne Scheiben schneiden und fein hacken.

3. Fisch waschen, trocken tupfen und in Würfel schneiden. Einen Wok oder eine Pfanne mit Sesamöl erhitzen. Das Gemüse darin knackig anbraten. Kokosmilch, Chili, Currypulver, Kardamomkapseln, Ingwer und Zitronensaft zugeben. Dann die Fischstücke einlegen und zugedeckt 7–10 Minuten ziehen lassen. Nochmals gut durchrühren und mit Reis servieren.

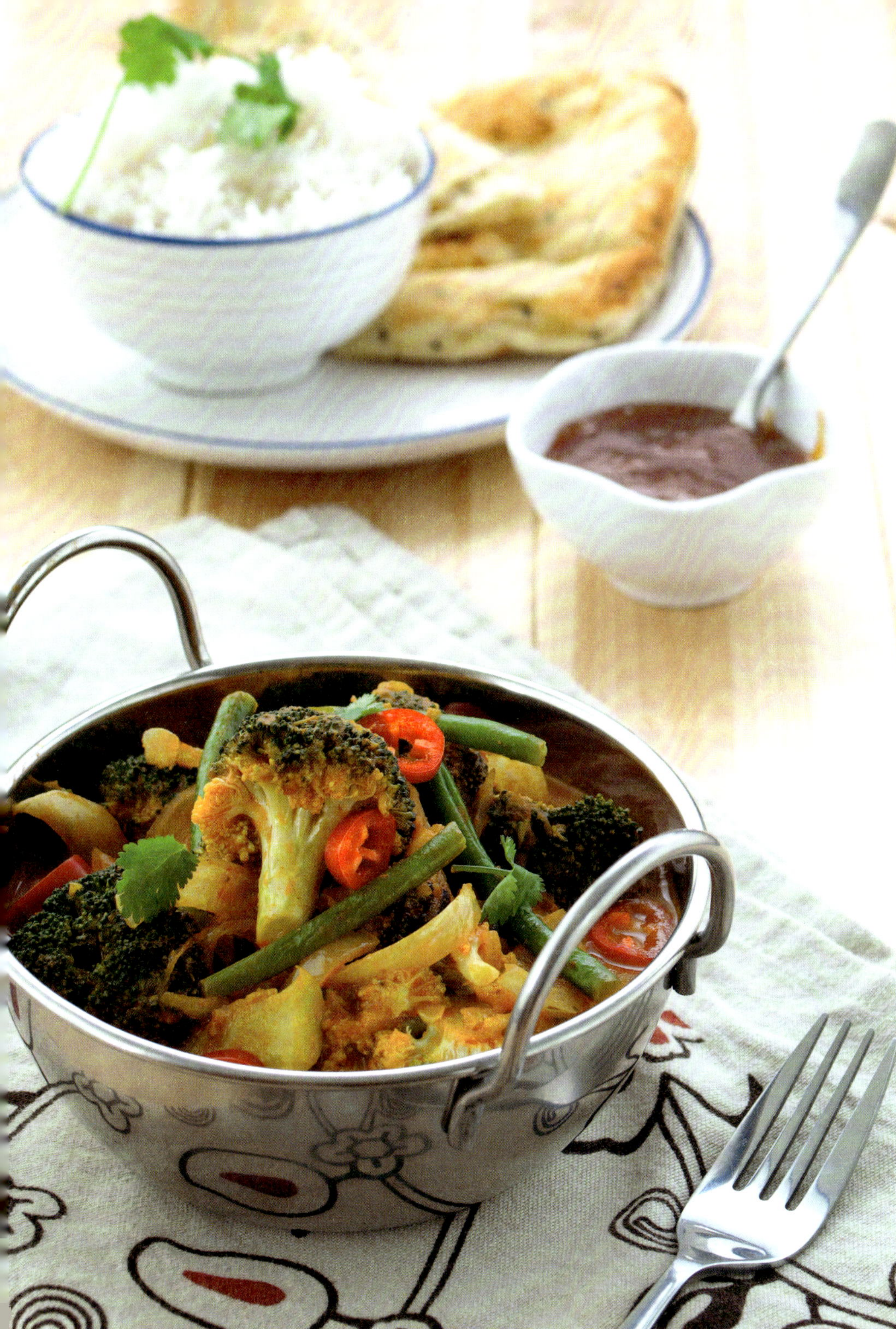

Hühnerfilet mit Dinkel-Spaghetti

2 Portionen

ZUTATEN

1 Knoblauchzehe
Saft von 1/2 Zitrone
2 EL Olivenöl
1 Prise Salz
Pfeffer
250 g Hühnerfilet
250 g Dinkel-Spaghetti
1 Zucchini
2 Frühlingszwiebeln
4 große Fleischtomaten
(oder 1 Dose geschälte Tomaten)
1 Handvoll frische Kräuter
(z. B. Basilikum, Thymian, Salbei)
Parmesan (zum Bestreuen)

ZUBEREITUNG

1. Knoblauch schälen und durch die Knoblauchpresse drücken. Zitrone heiß abwaschen, Schale abreiben und anschließend Saft auspressen. Aus 1 EL Olivenöl, Knoblauch, Salz, Zitronensaft und Zitronenschale eine Marinade zubereiten.

2. Hühnerfilets waschen, trocken tupfen, mit der Marinade bestreichen und kurz ziehen lassen.

3. Inzwischen Dinkel-Spaghetti in reichlich Salzwasser bissfest kochen. Kräuter waschen und fein hacken.

4. Restliches Olivenöl in einer beschichteten Pfanne erhitzen und Hühnerfilets auf jeder Seite für 5–7 Minuten knusprig braten. Hühnerfilets aus der Pfanne nehmen und im Bratrückstand die Tomaten einige Minuten zu einer Soße einkochen. Mit Pfeffer und Salz abschmecken, Kräuter unterrühren und die Soße mit den abgetropften Dinkel-Spaghetti gut vermischen. Spaghetti auf zwei tiefe Teller aufteilen, mit den Hühnerfilets servieren und mit Parmesan bestreuen.

Sesamhuhn mit Sellerie-Apfelpüree

2 Portionen

ZUTATEN

1 Sellerieknolle
1 Apfel
2 Kartoffeln
250 ml Gemüsebrühe
Pfeffer aus der Mühle
1 Prise Salz
1 EL Zitronensaft
1 Prise Muskatnuss, gerieben
250 g Hühnerfleisch
5 EL Sesamsamen
(schwarz und/oder weiß)
2 EL Olivenöl

ZUBEREITUNG

1. Sellerie, Apfel und Kartoffeln schälen und würfelig schneiden. Einige Apfelwürfel für die Dekoration zur Seite legen. Gemüse und Apfel mit Gemüsebrühe aufkochen und weich dünsten. Mit dem Stabmixer pürieren und mit Pfeffer, Salz, Zitronensaft und Muskatnuss abschmecken. Das Püree warm stellen.

2. Hühnerfleisch in Streifen schneiden, pfeffern, salzen und in Sesam wälzen. Olivenöl in einer Pfanne erhitzen, die Hühnerstreifen darin braten. Mit dem Püree anrichten und mit Apfelstücken garnieren.

Marillenknödel

4 Portionen

ZUTATEN

Schale von 1 Bio-Zitrone
8 Marillen (Aprikosen)
250 g Topfen (Quark)
1 Ei
70 g Dinkelmehl
70 g Dinkelgrieß
Kardamompulver
Salz
Rohrzucker (nach Belieben)

Zum Bestreuen:
20 g Butter
40 g Zucker
100 g geriebene Nüsse
(z. B. Mandeln oder Haselnüsse)
Staubzucker und Minze- oder
Melissenblätter (zum Garnieren)

ZUBEREITUNG

1. Bio-Zitrone waschen und Schale abreiben. Marillen waschen und entkernen. Topfen (Quark), Zitronenschale, Ei, Mehl, Grieß, Kardamompulver und eine Prise Salz zu einem Teig vermengen und 30 Minuten rasten lassen.

2. In einem großen Topf leicht gesalzenes Wasser erhitzen. Marillen nach Belieben mit etwas Rohrzucker füllen und mit Teig umhüllen. Damit der Teig beim Formen der Knödel nicht auf den Händen kleben bleibt, diese vorher mit Mehl einreiben.

3. Knödel im leicht siedenden Wasser 8–10 Minuten schwach wallen lassen. Die Knödel sind durch, wenn sie sich im Wasser drehen bzw. aufsteigen, dann aus dem Topf nehmen und gut abtropfen lassen.

4. In einer Pfanne Butter schmelzen lassen, Zucker und Nüsse beigeben und einige Minuten rösten, bis die Mischung zum Duften beginnt. Abgetropfte Knödel darin wälzen und mit Staubzucker bestreut und Minze (oder Melisse) garniert servieren.

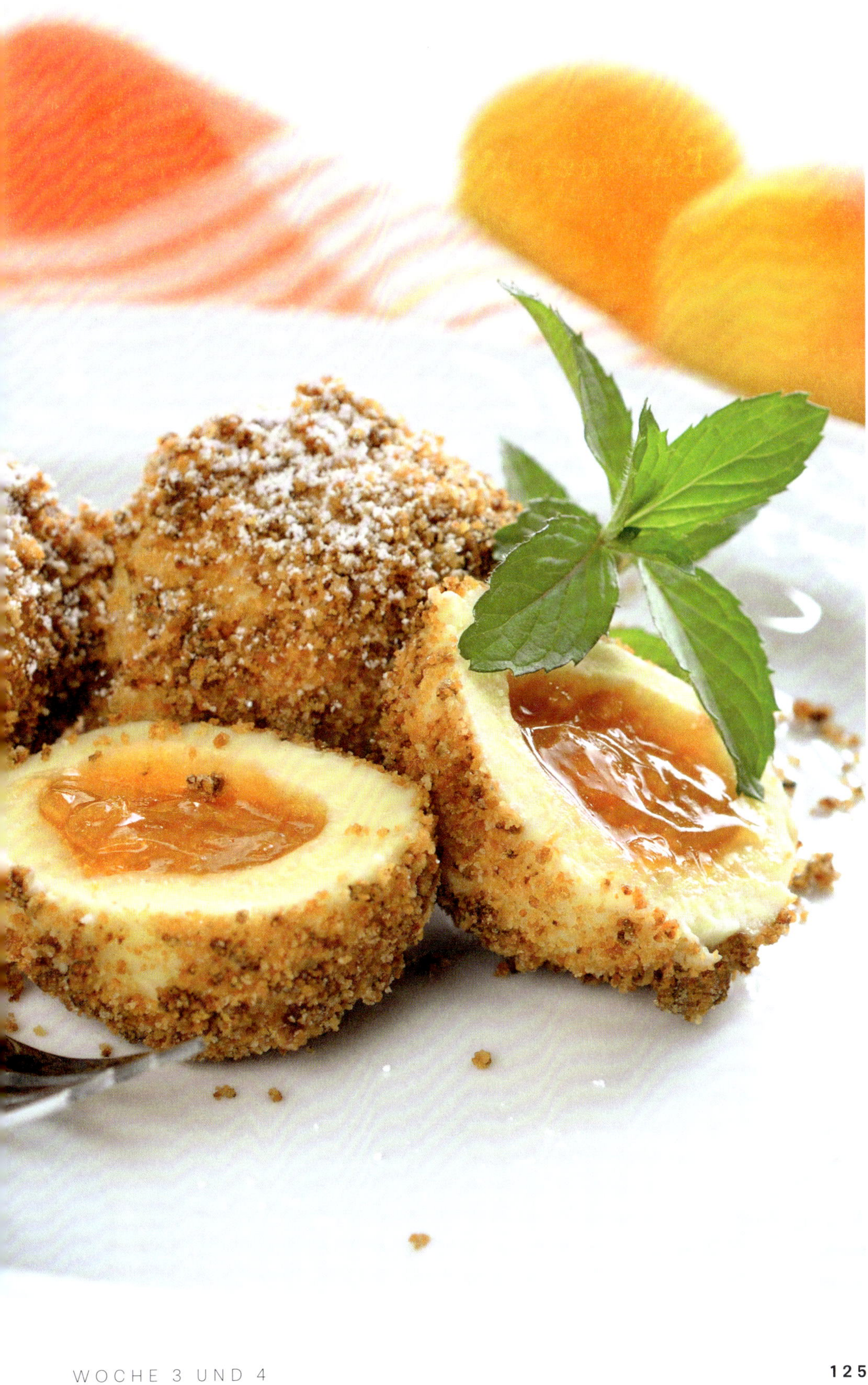

Bananen-Walnuss-Brot

6–8 Portionen

ZUTATEN

2 Eier
4 reife, weiche Bananen
Saft von 1 Zitrone
1 TL Zimtpulver
1 Prise Nelkenpulver
100 ml Sonnenblumenöl
120 g Buchweizenmehl
100 g Walnüsse, grob gehackt
etwas Öl und Mehl für die Kuchenform

ZUBEREITUNG

1. Den Backofen auf 180°C vorheizen. Eine Kastenform mit etwas Öl ausstreichen, anschließend mit Mehl bestäuben.

2. In einer Schüssel die Eier mit dem Mixer schaumig rühren. Bananen in einem Suppenteller mit der Gabel zu Mus zerdrücken. Bananenmus mit Zitronensaft, Zimtpulver, Nelkenpulver und Öl zu den Eiern geben, alles gut durchrühren. Zum Schluss das Mehl dazugeben und alles zu einem glatten Teig verrühren. Walnüsse unterheben und den Teig gleichmäßig in die Kastenform verteilen. 40 bis 45 Minuten backen.

Dieses Bananenbrot ist auch eine Kraft-Mahlzeit für unterwegs. Dazu die Mischung in Muffinförmchen geben und nur 25–30 Minuten backen. So ist das Bananenbrot gleich praktisch portioniert und leicht mitzunehmen.

⟶ Download Bonusmaterial

Apropos Take-away-Rezepte: Damit Sie auch in der Arbeit gut versorgt sind, habe ich eine Rezeptsammlung zusammengestellt, die für Sie kostenlos zum Download zur Verfügung steht unter: **www.einfach-essen.com/bonus**

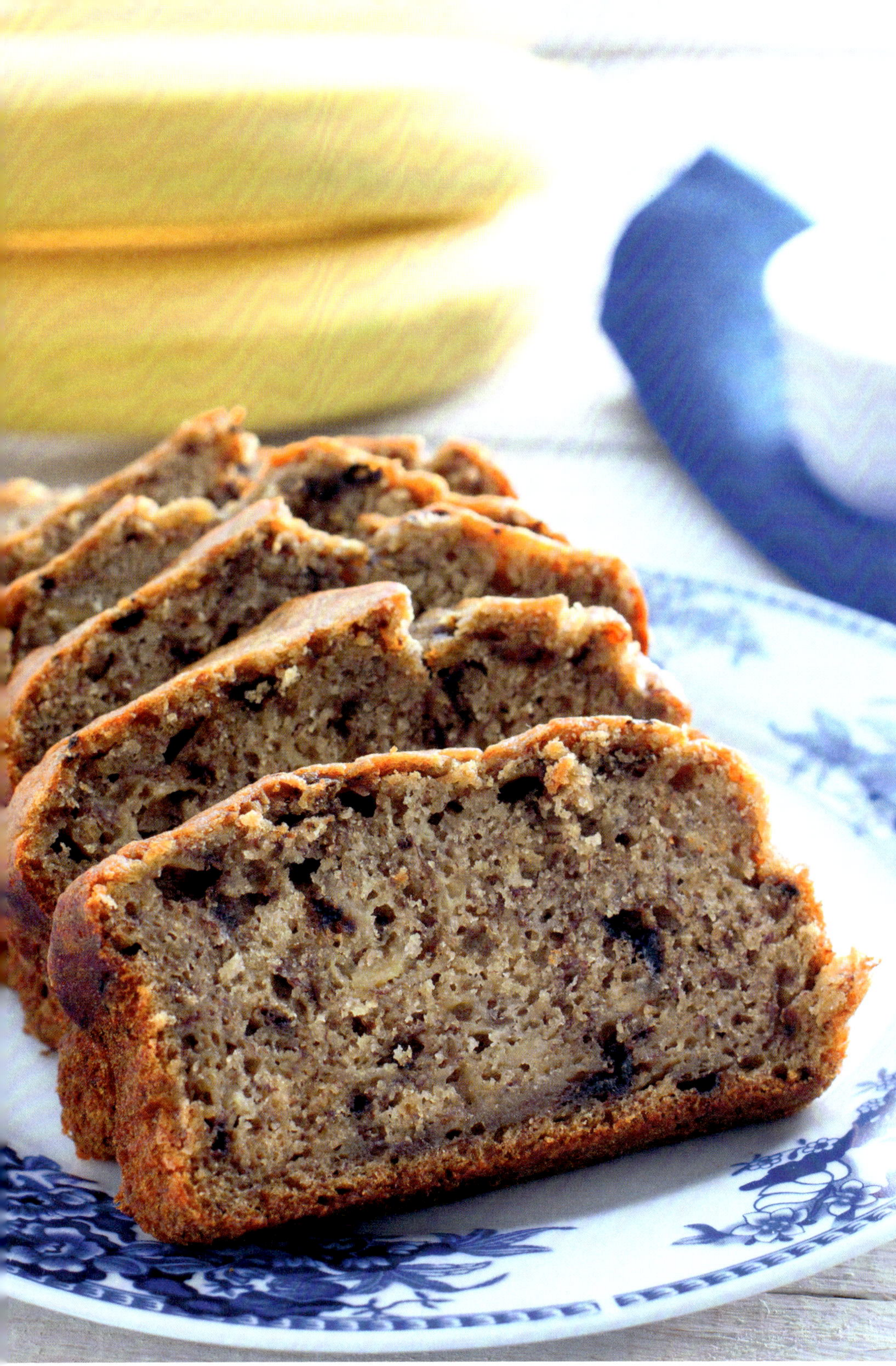

Hinweis
Die Autorin hat für die Inhalte dieses Buches nach bestem Wissen und Gewissen recherchiert und stellt mit den angebotenen Informationen keinen Anspruch auf Vollständigkeit. Weder sie noch der Verlag können Haftung in Bezug auf die Inhalte übernehmen.

Liebe Leserin, lieber Leser,

hat Ihnen dieses Buch gefallen? Dann freuen wir uns über Ihre Weiterempfehlung!
Erzählen Sie Ihren Freunden davon, Ihrem Buchhändler, oder bewerten Sie es online.

Wollen Sie weitere Informationen zum Thema? Möchten Sie mit der Autorin in Kontakt treten?
Wir freuen uns auf Austausch und Anregung unter **leserstimme@styriabooks.at**

Inspiration, Geschenkideen und gute Geschichten finden Sie auf **www.styriabooks.at**

KNEIPP
VERLAG WIEN

ISBN 978-3-7088-0768-3

Covergestaltung: Emanuel Mauthe
Layout und Buchgestaltung: Johanna Uhrmann, www.johannauhrmann.at
Lektorat: Christine Dobretsberger, www.lineaart.at
Korrektorat: Martina Paul

Fotos: *iStock by Getty Images:* Cover (MiroNovak und GMVozd), Innenklappe vorne (ideeone), Innenklappe hinten (arinahabich), S. 2 (zevei-wenhui), S. 9 (spukkato), S. 10 (Daisy-Daisy), S. 19 (letterberry), S. 20 (Eskemar), S. 21 (zorazhuang), S. 23 (karandaev), S. 27 (fcafotodigital), S. 29 (AlexRaths), S. 33 (xxmmxx), S. 34 (meteo021), S. 35 (spline_x), S. 40 (swissmediavision), S. 41 (prezent), S. 42 (ollo), S. 44 (bhofack2), S. 48 (Ivanko_Brnjakovic), S. 50 (nensuria), S. 55 (HandmadePictures), S. 56 (a_namenko), S. 61 (pidjoe), S. 67 (Elena_Danileiko), S. 68 (KarinaUrmantseva), S. 71 (AmalliaEka), S. 77 (nata_vkusidey), S. 81 (GMVozd), S. 83 (Sarsmis), S. 87 (Dar1930), S. 91 (Andrey Zhuravlev), S. 94 (Lilechka75), S. 98 (Lesyy), S. 101 (ClausAlwinVogel), S. 105 (IngaNielsen), S. 106 (miomea), S. 110 (OlenaMykhaylova), S. 112 (OksanaKiian), S. 117 (Olha_Afanasieva), S. 121 (haoliang), S. 125 (kabVisio), S. 127 (Ann_Zhuravleva)

Druck und Bindung: AduPrint
Printed in the EU
7 6 5 4 3 2 1